阿波清五郎の
解剖学語呂合わせ

鹿野俊一 著

第2版の序文

この版においては,イラストの一部を差し替えるとともに,語呂合わせの内容をより深く理解していただけるよう,見開き頁の最後の部分に「語呂合わせの解説」を加えました。

本書が皆様のお役に立つことを心から願っています。

2017年9月

著者

初版の序文

解剖学の授業の目的は,解剖学名(解剖学用語)を暗記することではなく,人体の構造を理解することです。しかし,初学者の多くは,解剖学名の暗記に労力を使い果たし,人体の構造を理解するための時間を十分に確保できなくなっているように思われます。

著者は,その対策として「同じグループに属する構造物の解剖学名を効率的に記憶するための語呂合わせ」を作り始めました。そして,次に,それらに図と解説を加えたプリントを作成して,大学や専門学校の学生に配り始めました(本書のタイトルの一部となった阿波清五郎は,その時に使用したペンネームです)。

その後,本として出版することを思い立ち,およそ3年かけて語呂合わせの数を大幅に増やしました。また,それまでは1頁を1単位としていたものを,見開きの2頁を1単位として学習できるように再編集しました。

このような過程を経てようやく完成した本書が，皆様のお役に立つことを心より願っています。

2015年6月

著者

本書の特長

* 解剖学名（解剖学用語）を楽しみながら正確に記憶することができます。
* 動脈，末梢神経および頭部の筋に関しては中級程度の解剖学名も含まれていますが，記載されている解剖学名の大部分は基礎的なものです。そのため，医学部や歯学部の学生だけでなく，コメディカルの学生も使用することができます。
* 語呂合わせの多くは，記憶しやすいように，七五調で表現されています。
* 語呂合わせで示された複数の解剖学名は，多くの場合，教科書などに記載してある順序に従っています。例（脳室系）：<u>装具の質</u>は<u>観光の財産</u>だから，<u>注水</u> <u>大事</u>だっ<u>ちゅう神官</u>（＝大事だと言う神官）。（<u>側脳室</u>，<u>室間孔</u>，<u>第三脳室</u>，<u>中脳水道</u>，<u>第四脳室</u>，<u>中心管</u>）
* 語呂合わせの多くは，解剖学名の最初の文字だけではなく，複数の文字（可能であればすべての文字）が示されています。例（手の小指球筋）：<u>短所</u>だらけの<u>商事が移転</u>，<u>身近</u>な<u>商事</u>と<u>くっつ</u>いて，やっぱり<u>小事で対立</u>だ。（<u>短掌筋</u>，<u>小指外転筋</u>，<u>短小指屈筋</u>，<u>小指対立筋</u>）

＊動脈の枝に「〜動脈」と「〜枝」が存在する場合には，両者を区別できるように工夫されています．例（浅側頭動脈の枝）：<u>顔面覆う</u> <u>歯科戦士</u>，<u>善事開始</u>も<u>中速度</u>．<u>京子</u>っつー<u>眼科医</u>は（＝京子という眼科医は），<u>全同志</u>つれて，<u>登庁し</u>．（顔面横動脈，耳下腺枝，前耳介枝，中側頭動脈，頬骨眼窩動脈，前頭枝，頭頂枝）

お願い

わが国では，数多くの解剖学書が出版されています．そのため，とくに血管や神経の枝などについては，省略または解釈の違いのために，お使いの教科書と本書の記載とが一致しない部分もあるかも知れません．そのような場合は，語呂合わせの一部を省略するなどして，自己流に改変して下さるようお願いいたします．

謝辞

語呂合わせを作るエネルギーを与えてくれた東京医科歯科大学，日本鍼灸理療専門学校（花田学園），日本柔道整復専門学校（花田学園）の学生諸君，新作の語呂合わせを見せる度にすぐに批評して下さった東京工科大学の阿部達彦教授，素晴らしいイラストを描いて下さったフローラル信子氏に深く感謝いたします．

目次

第1部 総論 —————————————————————17
【ミクロの解剖学】
　DNAの塩基　18
　RNAの塩基　20
　組織の分類　22
　上皮の分類　24
【人体の面】
　人体の面　26

第2部 骨格系 —————————————————————29
【骨の分類】
　体幹の骨の分類　30
【頭蓋】
　頭蓋を構成する骨（1）：頭蓋腔の構成に関与する骨　32
　頭蓋を構成する骨（2）：頭蓋腔の構成に関与しない骨　34
　眼窩を構成する骨　36
　上顎骨の突起　38
【胸郭】
　胸郭の構成要素　40
　肋骨の分類　42
【上肢骨】
　手根骨　44

【下肢骨】

　足根骨（1）：近位列と遠位列とに区分した場合　46

　足根骨（2）：内側列と外側列とに区分した場合　48

【骨盤】

　分界線　50

【縫合】

　鋸状縫合の実例　52

【関節】

　肘関節の構成　54

　横足根関節の別名　56

【関節の補強靭帯】

　底側踵舟靭帯の別名　58

第3部　筋系 ─────────── 61

【体幹の筋】

　体幹の筋の分類　62

【背部の筋】

　背部の筋の分類　64

　浅背筋（第1層・第2層）　66

　深背筋（第1層・第2層）　68

　固有背筋　70

　脊柱起立筋　72

　横突棘筋　74

　後頭下筋　76

【頭部の筋】

咀嚼筋　78

表情筋　80

頭蓋表筋　82

耳介周囲の筋　84

眼裂周囲の筋　86

鼻部の筋　88

口裂周囲の筋　90

【頸部の筋】

頸部の筋の分類　92

舌骨上筋群　94

舌骨下筋群　96

斜角筋群　98

椎前筋群　100

【胸部の筋】

胸部の筋の分類　102

浅胸筋　104

深胸筋　106

【腹部の筋】

腹部の筋　108

【上肢帯の筋】

上肢帯の筋　110

【上腕の筋】

上腕の屈筋群　112

上腕の伸筋群　114

【前腕の筋】
　　前腕の屈筋群(1):浅層　116
　　前腕の屈筋群(2):深層　118
　　前腕の伸筋群(1):浅層　120
　　前腕の伸筋群(2):深層　122

【手の筋】
　　手の母指球筋　124
　　手の小指球筋　126
　　中手筋　128

【下肢帯の筋】
　　内寛骨筋　130
　　外寛骨筋(1):殿筋群　132
　　外寛骨筋(2):回旋筋群　134

【大腿の筋】
　　大腿の伸筋群　136
　　大腿の屈筋群　138
　　大腿の内転筋群　140
　　鵞足の構成に加わる筋　142

【下腿の筋】
　　下腿の伸筋群(1):狭義の伸筋群　144
　　下腿の伸筋群(2):腓骨筋群　146
　　下腿の屈筋群　148
　　下腿三頭筋の構成　150

【足の筋】
　　足の伸筋群　152

足の母指球筋　154
　　足の小指球筋　156
　　中足筋　158
【筋などによって構成される三角】
　　後頭下三角　160
　　腰三角　162
　　顎下三角　164
　　頸動脈三角　166
　　大腿三角　168
【筋などによって構成される隙】
　　外側腋窩隙　170

第4部　内臓 ———————————— 173
【粘膜】
　　粘膜の区分　174
【消化器系】
　　舌乳頭の種類　176
　　大唾液腺　178
　　小唾液腺　180
　　ワルダイエルの咽頭輪　182
　　小腸の区分　184
　　結腸の区分　186
　　結腸の特徴　188
　　結腸ヒモ　190
　　マイスネルの神経叢の別名　192

アウエルバッハの神経叢の別名　194
　　肝臓の葉　196
【呼吸器系】
　　副鼻腔　198
　　喉頭の主な軟骨　200
　　壁側胸膜の区分　202
【泌尿器系】
　　尿の産生と尿路　204
　　マルピギー小体　206
【生殖器系】
　　男性の生殖器　208
　　女性の生殖器　210
【内分泌腺】
　　内分泌腺　212
　　副腎皮質の区分　214

第5部　脈管系 ———————————— 217
【血液】
　　血液の有形成分　218
　　顆粒白血球　220
【心臓】
　　心臓の刺激伝導系　222
　　左冠状動脈の枝　224
【動脈】
　　上行大動脈の枝　226

大動脈弓の枝　228

外頸動脈の枝　230

舌動脈の枝　232

顔面動脈の枝(1)：頸部から出る枝　234

顔面動脈の枝(2)：顔面部から出る枝　236

顎動脈の枝(1)：下顎枝部から出る枝　238

顎動脈の枝(2)：翼突筋部から出る枝　240

顎動脈の枝(3)：翼口蓋部から出る枝　242

浅側頭動脈の枝　244

鎖骨下動脈の枝　246

甲状頸動脈の枝　248

腋窩動脈の枝　250

胸大動脈の枝　252

腹大動脈の枝(1)：壁側枝　254

腹大動脈の枝(2)：臓側枝　256

腹腔動脈の枝　258

総肝動脈の枝　260

内腸骨動脈の枝(1)：壁側枝　262

内腸骨動脈の枝(2)：臓側枝　264

外腸骨動脈の枝　266

大腿動脈の枝　268

【静脈】

門脈に加わる主な静脈　270

奇静脈と半奇静脈の位置関係　272

第6部 神経系 ——————————— 275

【脳】
脳の区分　276
大脳基底核　278
線条体の構成要素　280
脳幹の区分　282
中脳の区分　284
小脳の区分　286
小脳核　288

【脳室系】
脳室系　290

【脊髄】
脊髄の裂と溝　292

【伝導路】
温度覚と痛覚の伝導路において神経細胞体が存在する部位　294

【脳神経】
脳神経（前半）　296
脳神経（後半）　298
眼神経の枝　300
上顎神経の枝　302
下顎神経の枝（前半）　304
下顎神経の枝（後半）　306
下顎神経が支配する咀嚼筋以外の筋　308
顔面神経の枝（1）：顔面神経管の壁から出る枝　310
顔面神経の枝（2）：茎乳突孔の下から出る枝　312

顔面神経の枝（3）：耳下腺神経叢から出る枝　314
【脊髄神経】
　第1・第2・第3頸神経の後枝　316
　頸神経叢の枝　318
　腕神経叢の枝（1）：鎖骨上部から出る枝　320
　腕神経叢の枝（2）：鎖骨下部から出る枝　322
　胸神経の前枝　324
　腰神経叢の枝　326
　仙骨神経叢の枝　328
　陰部神経の枝　330
【自律神経】
　副交感性の線維を含む脳神経　332
　副交感性の線維を含む神経と，それに関係する神経節
　　（1）：翼口蓋神経節　334
　副交感性の線維を含む神経と，それに関係する神経節
　　（2）：顎下神経節　336
　副交感性の線維を含む神経と，それに関係する神経節
　　（3）：耳神経節　338
　交感性の線維と副交感性の線維とを含む神経（1）：小錐体神経　340
　交感性の線維と副交感性の線維とを含む神経（2）：翼突管神経　342

第7部　感覚器 ─────────── 345
【皮膚】
　皮膚の区分　346
　表皮の区分　348

【視覚器】
　眼球外膜の区分　350
　眼球中膜の区分　352
　眼球内膜の区分　354
　涙の分泌と鼻腔への通路　356

【聴覚器】
　外耳の区分　358
　中耳の区分　360
　耳小骨　362
　内耳の区分　364

参考文献　366
索引　368

イラスト：フローラル信子

第1部　総論

DNAの塩基

<u>a</u> <u>t</u> <u>C</u><u>G</u>（アット・シージー）
① ② ③ ④

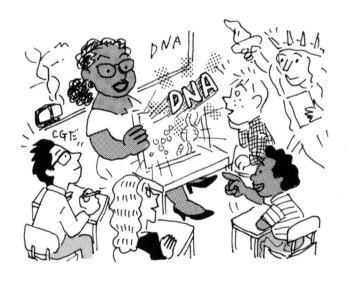

① **A**(アデニン)
② **T**(チミン)
③ **C**(シトシン)
④ **G**(グアニン)

- アデニンはチミンと,シトシンはグアニンと結合している。

DNA:deoxyribonucleic acid(デオキシリボ核酸)の略称。
CG:Computer Graphics(コンピューター・グラフィクス)の略称。

[語呂合わせの解説]
アメリカの学校では,DNAの塩基について説明する時にCGを使っているらしい。

RNAの塩基

$\underset{①}{a} \underset{②}{u} \underset{③④}{CG}$ (オ・シージー)

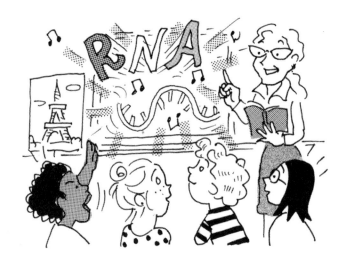

①**A**（アデニン）
②**U**（ウラシル）
③**C**（シトシン）
④**G**（グアニン）

・アデニンはウラシルと，シトシンはグアニンと結合している。

au（オ）：フランス語の前置詞àと，定冠詞leが一つになったもの。
　（使用例：café au lait カフェ・オ・レ → ミルク入りのコーヒー。
　英語で逐語訳するとcoffee with the milk）
CG：Computer Graphics（コンピューター・グラフィクス）の
　略称。
RNA：ribonucleic acid（リボ核酸）の略称。

[語呂合わせの解説]
フランスの学校では，RNAの塩基について説明する時にCGを使っているらしい。

組織の分類

<u>女卑を支持して</u>
① ②

<u>謹慎刑</u>
③ ④

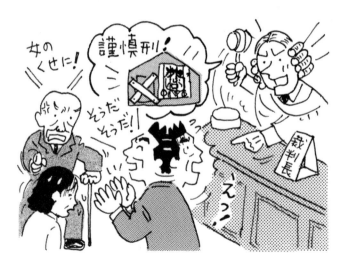

①<u>上皮</u>組織，②<u>支持</u>組織（結合組織）
③<u>筋</u>組織，④<u>神経</u>組織

女卑（じょひ）：女性を軽んじること。男尊女卑の後半部分。
謹慎（きんしん）：一定期間，出勤や登校を差し止める処罰。

[語呂合わせの解説]
法廷で男尊女卑の発言を支持した男性は，裁判長に「謹慎刑」を言い渡されてしまった。

上皮の分類

炭層へ
①

誰(たれ)つれて　行こうか
②　　　　　　③

重装備
④

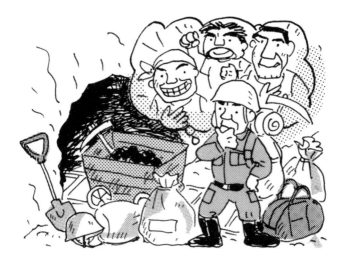

①<u>単層</u>上皮
②<u>多列</u>上皮，③<u>移行</u>上皮
④<u>重層</u>上皮

- 単層上皮の例：胃の粘膜上皮，小腸の粘膜上皮
- 多列上皮の例：鼻腔の粘膜上皮
- 移行上皮の例：膀胱の粘膜上皮
- 重層上皮の例：表皮，口腔の粘膜上皮，肛門の粘膜上皮

炭層（たんそう）：石炭の層。
誰（た）：誰（だれ）の文語的な表現。

［語呂合わせの解説］
会社から「極秘で炭層の調査をするように」と命じられたコール氏は，重い荷物を運んでもらうために，誰を連れて行けばよいか思い悩んだ。

人体の面

> 水平線のかなたにも
> ①
>
> 市場もとめて
> ②
>
> 全島へ
> ③

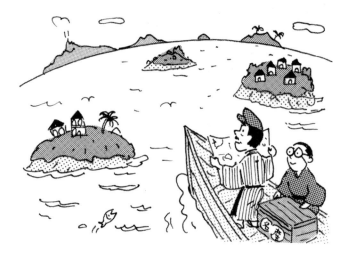

①<u>水平面</u>
②<u>矢状面</u>
③<u>前頭面</u>

- 前頭は，ラテン語のFrons(額・おでこ)に対応する日本語名である。
- 矢状面のうち左右を均等に分けるもの正中面という。

［語呂合わせの解説］
船に乗り込んだ商人たちは，自国の生産物を輸出する交渉を行うために，その海域にあるすべての島々を訪れた。

第2部 骨格系

体幹の骨の分類

> 石柱の倒壊に
> ① ②
> 驚愕！
> ③

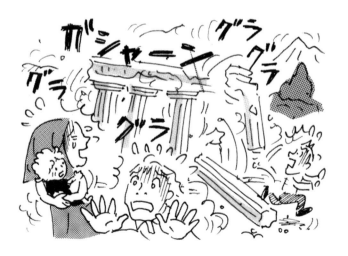

第2部 骨格系

①脊柱（せきちゅう），②頭蓋（とうがい）
③胸郭（きょうかく）

- 骨は，体幹の骨と体肢の骨とに分類される。
- 体幹の骨は，脊柱の骨，頭蓋の骨および胸郭の骨に分類される。
- 胸郭は，胸骨（1個），肋骨（12対），胸椎（12個：脊柱の一部でもある）によって構成される。

倒壊（とうかい）：建物などが倒れて壊れること。
驚愕（きょうがく）：非常に驚くこと。

［語呂合わせの解説］
世界遺産に登録されている○○国の石柱が，地震によって崩れ落ちてしまった。その映像をテレビで見た人々は，とても驚いた。

頭蓋を構成する骨
（1）：頭蓋腔*の構成に関与する骨

<u>登頂</u>は <u>前</u>と<u>後</u>ろに 気をくばり
① ② ③

<u>速度</u>をまもって <u>調</u>子<u>よ</u>く
④ ⑤⑥

*頭蓋腔：脳を入れる空所。

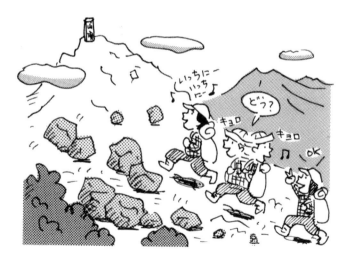

①<u>頭頂骨</u>，②<u>前頭骨</u>，③<u>後頭骨</u>
④<u>側頭骨</u>，⑤<u>蝶形骨</u>，⑥<u>篩</u>骨

- 頭蓋は，脳頭蓋と顔面頭蓋とに区分される。ただし，この区分は，個々の骨をどちらかに分類するためのものではない。
- 「解剖学用語」第12版(1987年)では，「頭部の骨」を10種類の頭蓋骨(後頭骨・蝶形骨・側頭骨・頭頂骨・前頭骨・篩骨・下鼻甲介・涙骨・鼻骨・鋤骨)と，5種類の顔面骨(上顎骨・口蓋骨・頬骨・下顎骨・舌骨)とに分類していた。
- 「解剖学用語」第13版(2007年)では，「頭部の骨」(15種類)をすべて頭蓋骨と呼んでいる。

[語呂合わせの解説]
仲間と一緒に登山をするときの心得：無事に山の頂上に達するためには，たえず前後の仲間たちに気を配り，どんな時でも決してあわてたりすることなく，かつ軽快に登るのがよい。

頭蓋を構成する骨
(2)：頭蓋腔の構成に関与しない骨

美人が涙で カビ後悔
① ② ③

今日のこと 口外しないで 絶対に
④ ⑤ ⑥

除去する価格は 上げるから
⑦ ⑧ ⑨

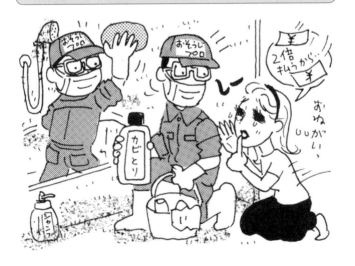

①**鼻**骨，②**涙**骨，③**下鼻甲介**
④**頬**骨，⑤**口蓋骨**，⑥**舌**骨
⑦**鋤**骨，⑧**下顎骨**，⑨**上顎骨**

- 下鼻甲介は独立した一対の骨であるにもかかわらず，名称には「骨」の文字がない。これは，篩骨の一部である上鼻甲介と中鼻甲介に合わせたためであると思われる。

［語呂合わせの解説］
マンションで暮らしている美人の主婦が，掃除を怠り浴室をカビだらけにしてしまった。彼女は浴室の清掃を専門業者に依頼したが，そのことを近所の人たちに知られるのを恐れて，「料金を2倍出すから決して誰にも言わないで」と頼んだ。

眼窩を構成する骨

「癌か！」
①

上京前
② ③ ④

校長の死に涙
⑤ ⑥ ⑦ ⑧

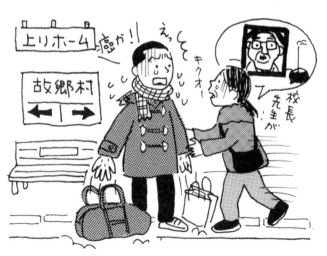

①<u>眼窩</u>：
②<u>上</u>顎骨，③<u>頬</u>骨，④<u>前頭</u>骨
⑤<u>口</u>蓋骨，⑥<u>蝶</u>形骨，⑦<u>篩</u>骨，⑧<u>涙</u>骨

- 眼窩には，上壁，下壁，内側壁および外側壁がある。
- 眼窩の後方では，外側壁と上壁との間に上眼窩裂が存在し，外側壁と下壁との間に下眼窩裂が存在する。
- 上眼窩裂は中頭蓋窩に，下眼窩裂は側頭下窩に通じている。

[語呂合わせの解説]
東京で大学生活を始めるために故郷を後にしようとしていた喜久雄のもとに，「校長先生が癌で亡くなられた」という知らせが届いた。お世話になった校長先生のことを思い出し，喜久雄の目から大粒の涙がこぼれ落ちた。

上顎骨の突起

<u>校外</u> <u>試走</u>で
① ②

<u>前途</u> <u>凶</u>
③ ④

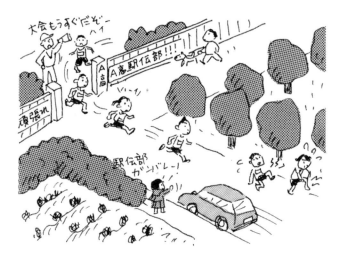

①<u>口蓋突起</u>,②<u>歯槽突起</u>
③<u>前頭突起</u>,④<u>頬骨突起</u>

- 上顎骨は,上顎体と4つの突起(口蓋突起・歯槽突起・前頭突起・頬骨突起)で構成されている。
- 上顎骨の口蓋突起は,口蓋骨の水平板とともに骨口蓋を構成している。

[語呂合わせの解説]
A高校の駅伝部員は,初めて参加する駅伝大会に備えて一般道路を走ってみた。しかし,普段は土のグランドで練習している彼らには膝への負担が大きすぎたのか,故障者が続出してしまった。

胸郭の構成要素

> 今日 コツ つかんだわ！
> ①
>
> 録画の コツを 今日ついに！
> ②　　　③

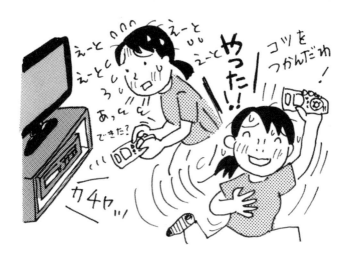

①**胸骨**
②**肋骨**，③**胸椎**

・胸椎は，脊柱の一部でもある。

[語呂合わせの解説]
Ｓ子さんはメカに弱かったので，今までテレビ番組の録画をしたことがなかった。しかし，大好きな俳優が出演している映画の放送があったので，思い切って挑戦してみたところ録画に成功し，思わずガッツポーズをしてしまった。

肋骨の分類

真打に
①
なって花緑は
②
富裕層
③

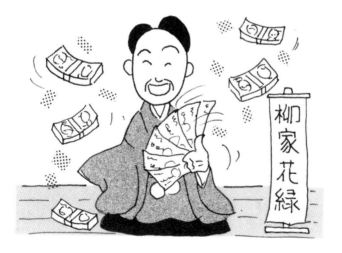

① <u>真肋</u>(第1～7肋骨)
② <u>仮肋</u>(第8～12肋骨)
③ <u>浮遊肋</u>(第11～12肋骨)

- 第1～7肋骨(の肋軟骨の部分)は直接胸骨と関節するので、真肋と呼ばれる。一方、そうではない第8～12肋骨は、仮肋と呼ばれる。
- 仮肋のうち第8～10肋骨(の肋軟骨の部分)は、ひとつ上の肋骨(の肋軟骨の部分)と関節する。
- 仮肋のうち第11肋骨と第12肋骨は、ほかの肋骨とは関節しない。そのため浮いたような状態に見えるので、とくに浮遊肋と呼ばれる。

花緑(かろく):柳家花緑(やなぎやかろく)。1971年生まれの落語家。柳家小さん(5代目)に入門。22歳で真打に昇進した。
真打(しんうち):落語家の身分の中で最も上のもの。

[語呂合わせの解説]
真打に昇進した落語家の柳家花緑のもとには、独演会、テレビ出演、CMの依頼などが殺到し、彼は瞬く間に巨万の富を築いた。

手根骨

舟上で 月を見て 問う
① ② ③ ④

大漁け 小漁け 優等生の 優子さん
⑤ ⑥ ⑦ ⑧

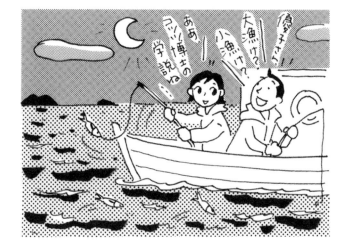

第2部 骨格系 45

【近位列】橈側から順に
①舟状骨（しゅうじょうこつ）, ②月状骨（げつじょうこつ）, ③三角骨（さんかくこつ）, ④豆状骨（とうじょうこつ）

【遠位列】橈側から順に
⑤大菱形骨（だいりょうけいこつ）, ⑥小菱形骨（しょうりょうけいこつ）, ⑦有頭骨（ゆうとうこつ）, ⑧有鉤骨（ゆうこうこつ）

- 豆状骨は，尺側手根屈筋の腱の中にある種子骨であり，橈骨手根関節の構成には関与しない。

〜け：方言。語尾に付けて疑問を表す。

[語呂合わせの解説]
上京して〇〇大学の水産学部で学んでいる喜久雄は，和歌同好会の先輩，優子さんを誘い，夜釣りに出かけた。数十分後，舟の上から美しい月を見た喜久雄は，「魚の行動は，月の満ち欠けの影響を受ける」という，数日前の講義で聞いたTechvino Kotz博士の学説を思い出し，詳しく説明してもらおうと彼女に尋ねた。

足根骨
(1)：近位列と遠位列とに区分した場合

<u>許</u>さん <u>鍾</u>さん 船の旅
① ②

<u>周囲</u>にゃ <u>リッチ</u>な
③ ④

<u>ナイ</u> <u>チュ</u> <u>ガイ</u> [＝nice guy(ナイスガイ)]
⑤ ⑥ ⑦

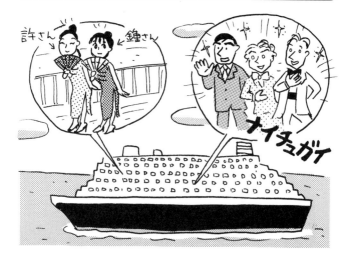

【近位列】
①距骨(きょこつ)，②踵骨(しょうこつ)

【遠位列】
③舟状骨(しゅうじょうこつ)，④立方骨(りっぽうこつ)
⑤内側楔状骨(ないそくけつじょうこつ)，⑥中間楔状骨(ちゅうかんけつじょうこつ)，⑦外側楔状骨(がいそくけつじょうこつ)

- 内側楔状骨，中間楔状骨および外側楔状骨は，かつて，第一楔状骨，第二楔状骨および第三楔状骨と呼ばれていた。

[語呂合わせの解説]
中国人留学生の許さんと鍾さんは，豪華客船クイーン・エリザベス号で世界一周の旅に出た。二人はこの船で，大勢の青年実業家たちと出合った。

足根骨
(2)：内側列と外側列とに区分した場合

<u>去就</u>の決は
① ②　③

<u>勝率</u>で
④ ⑤

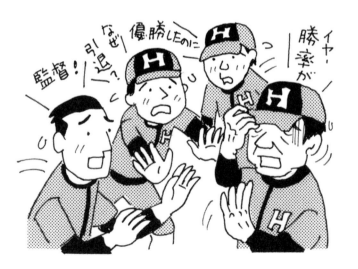

【内側列】近位から順に
① 距骨(きょこつ)，② 舟状骨(しゅうじょうこつ)，③ 内側(ないそく)，中間(ちゅうかん)および外側楔状骨(がいそくけつじょうこつ)

【外側列】近位から順に
④ 踵骨(しょうこつ)，⑤ 立方骨(りっぽうこつ)

- 縦足弓の内側部(内側縦足弓)は，次の要素で構成される。
  踵骨 + 足根骨の内側列 + 第1・2・3中足骨
- 縦足弓の外側部(外側縦足弓)は，次の要素で構成される。
  足根骨の外側列 + 第4・5中足骨

去就(きょしゅう)：ある地位や役職から退くことと留まること。

[語呂合わせの解説]
プロ野球○○球団のR監督は，チームを優勝に導いたにもかかわらずシーズン終了後に引退を決意した。どうやら，勝率があまりよくなかったことに責任を感じてのことらしい。

分界線

広角打法の 球場戦士
① ②

知の質と 知の結合の
③ ④

文書いた
⑤

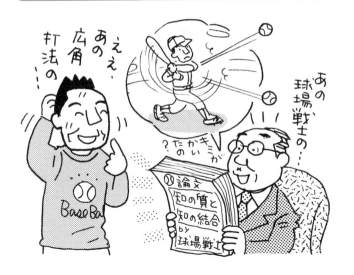

後方から順に
① <ruby>岬角<rt>こうかく</rt></ruby>,　② 弓状線
③ <ruby>恥骨櫛<rt>しつ</rt></ruby>,　④ 恥骨結合(の上縁)
→⑤ 分界線

- 骨盤は,分界線によって大骨盤と小骨盤に区分される。
- 狭義の骨盤は,小骨盤を意味する。
- 骨盤腔における「骨盤」は,狭義の骨盤,すなわち小骨盤を意味している。
- 岬角の「岬」はみさき,恥骨櫛の「櫛」はくしの意味である。

[語呂合わせの解説]
プロ野球選手の○○氏は,左右に打ち分けるバッティングによって大活躍したことから,「広角打法の球場戦士」と呼ばれていた。引退後,大学院に進学した彼は「野球に関する知識の質と,知識の結合について」と題した論文を執筆した。

鋸状縫合の実例

> 勘定まかせろ
> ①
> 至上(しじょう)のラムだ
> ② ③

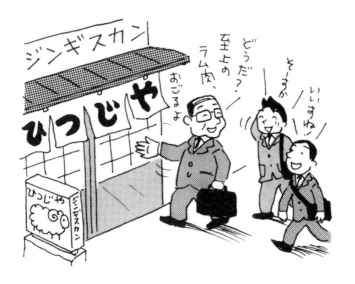

①冠状縫合
②矢状縫合，③ラムダ縫合

- 縫合には，鋸状縫合，鱗状縫合および直線縫合がある。
- 冠状縫合の形は，ティアラやカチューシャに似ている。
- ラムダ縫合という名称は，この縫合の形がギリシャ文字のΛ（ラムダ）に似ていることから付けられた。

至上：程度がこの上もないこと。最上。最高。
ラム：子羊の肉。

[語呂合わせの解説]
駅前に羊料理の専門店ができた。その店のラムがとても美味しいという評判を耳にした部長は，「最高級のラムを御馳走してあげるから，一緒に食べに行こう」と部下たちに言った。

肘関節の構成

> <u>番頭の</u> <u>晩酌は</u>
> ①　　②
>
> <u>上等の酌</u>
> ③

※落語の「百年目」、「菊江仏壇」などからヒントを得て創作。

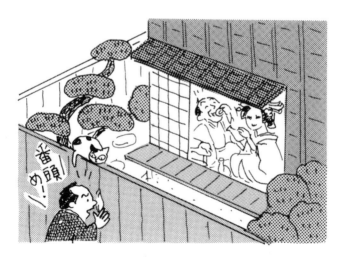

①腕橈関節,②腕尺関節
③上橈尺関節

- 腕橈関節は球関節,腕尺関節は蝶番関節,上橈尺関節は車軸関節に分類される。

番頭:商家などの使用人のかしら。

[語呂合わせの解説]
番頭は,奉公先から頻繁にお金をくすねていた。彼は内緒で部屋を借り,そこで食事をするときには,お気に入りの芸者を呼んで酌をさせていた。かなりの悪党だ。

横足根関節の別名

> 王ぞっこんの
> ①
>
> 諸パール
> ②

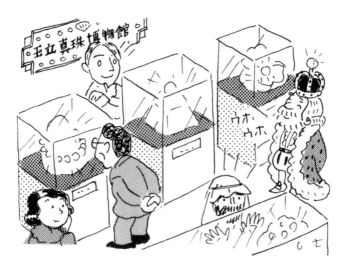

①横足根関節
→②ショパール関節

- 横足根関節は,近位列の足根骨と遠位列の足根骨との間の関節である。

ぞっこん:心底からほれ込んでいる様子。(例:彼は彼女にぞっこんだ)

[語呂合わせの解説]
我が国の王様は,真珠のコレクターとして有名である。王立真珠博物館に行けば,彼が長い年月をかけて世界中から集めた美しい真珠を見ることができる。

底側踵舟靭帯の別名

<u>低速消臭</u>
①

<u>春の風</u>
②

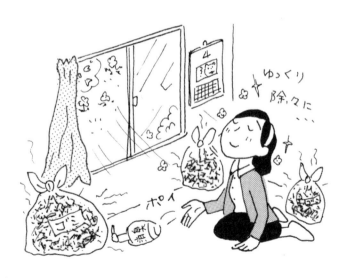

①**底側踵舟靱帯**
→②**スプリング靱帯**

- 底側踵舟靱帯の「踵」は踵骨を,「舟」は舟状骨を示している。

［語呂合わせの解説］
窓から入って来る爽やかな春の風は,スプレー式の消臭剤ほどの即効性はないけれど,部屋にこもった匂いを徐々に取り除いてくれる。

第3部 筋系

体幹の筋の分類

廃部になりそう
①

統計部
② ③

今日も払わず
④   ⑤

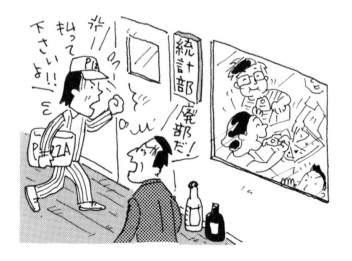

①<u>背</u>部の筋
②<u>頭</u>部の筋，③<u>頸</u>部の筋
④<u>胸</u>部の筋，⑤<u>腹</u>部の筋

- 筋学の対象となる全身の筋は，体幹の筋と体肢の筋とに分類される。
- 体幹の筋は，通常「前部(腹側)の筋」と「後部(背側)の筋」とに分類される。後者は背部の筋と呼ばれ，前者はさらに，頭部の筋，頸部の筋，胸部の筋および腹部の筋に分類される。
- 後頭下筋(大後頭直筋など)が背部の筋に分類されるのは，上記の理由による。

［語呂合わせの解説］
統計部の学生たちは，出前で頼んだピザの代金を支払わなかったりして，何度もトラブルを起こしていた。学校側は「再度問題を起こしたら廃部にする」と警告していたが，今日もまた宅配業者との間に何かトラブルがあったようだ。

背部の筋の分類

先輩は 一足飛びで 逃げ出して
①   ②

心配一掃 尼僧になった
③   ④

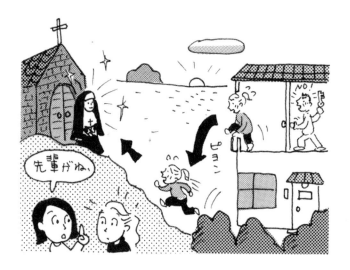

①浅背筋・第<u>1</u>層(僧帽筋など)
②浅背筋・第<u>2</u>層(肩甲挙筋など)
③深背筋・第<u>1</u>層(上後鋸筋など)
④深背筋・第<u>2</u>層(脊柱起立筋など)

- 僧帽筋以外の浅背筋(第1層の広背筋,第2層の肩甲挙筋・小菱形筋・大菱形筋)は,腕神経叢の枝に支配される。
- 深背筋の第1層に分類される筋(上後鋸筋と下後鋸筋)は,肋間神経(胸神経の前枝)に支配される。
- 深背筋の第2層に分類される筋(脊柱起立筋など)は,脊髄神経の後枝に支配される。

一足飛び(いっそくと):目的の地点まで一気に移動すること。

[語呂合わせの解説]
先輩のD子さんは,彼女の進路について反対する家族によって,部屋に監禁されそうになった。しかし,気配を察知した彼女はすぐに二階の窓から逃亡し,晴れ晴れとした気持ちで憬(あこが)れの尼僧になった。

浅背筋（第1層・第2層）

<u>僧房</u>は<u>荒廃</u>しても
① ②
<u>兼好</u> <u>居</u>に <u>利用</u>け
③ ④

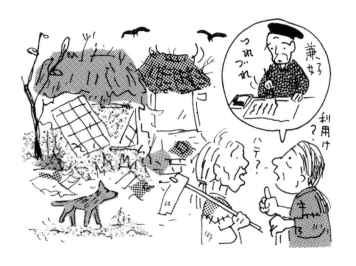

【第1層】①僧帽筋，②広背筋
【第2層】③肩甲挙筋，④菱形筋(小菱形筋・大菱形筋)

- 僧帽筋以外の浅背筋は，腕神経叢の枝に支配される。
- 広背筋を支配する胸背神経も，肩甲挙筋と菱形筋を支配する肩甲背神経も，腕神経叢の枝である。なお，僧帽筋は副神経(＋頸神経叢の枝)に支配される。
- 浅背筋は，すべて上肢骨(上肢帯＋自由上肢骨)に停止している。

僧房(そうぼう)：寺院に付属した僧侶の住む建物。
兼好(けんこう)：吉田兼好。鎌倉時代末期から南北朝時代にかけての歌人，随筆家。日本三大随筆の一つとされる「徒然草(つれづれぐさ)」の作者。
〜け：方言。語尾に付けて疑問を表す。

[語呂合わせの解説]
村人の疑問：僧房(そうぼう)は荒れ果ててしまったけれど，兼好(けんこう)法師は，今でもそこを住居として使っているのですか。

深背筋（第1層・第2層）

心肺機能を高めるために
①

上って下って皇居まで
② ③

こういうハイキング しませんか
④

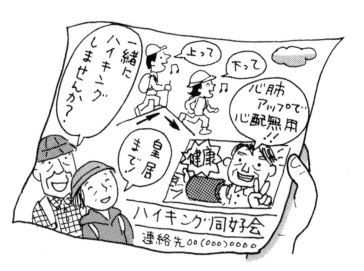

①**深背筋**：
【第1層】②上後鋸筋，③下後鋸筋
【第2層】④固有背筋（脊柱起立筋など）

- 上後鋸筋と下後鋸筋は，肋間神経（胸神経の前枝）に支配される。
- 固有背筋は，脊髄神経の後枝に支配される。
- 深背筋は，すべて体幹の骨に停止している。

［語呂合わせの解説］
○○ハイキング同好会のパンフレットより：東京は起伏の多い土地なので，歩いて皇居に行くには，坂道を何度も上ったり下ったりしなければなりません。健康増進のために（そして心配事を忘れるために），皆さんも，私たちのハイキングに参加しませんか。

固有背筋

万丈の 石柱起立の 王国は
① ② ③

記憶考え
④

凹凸感を 高等化
⑤ ⑥

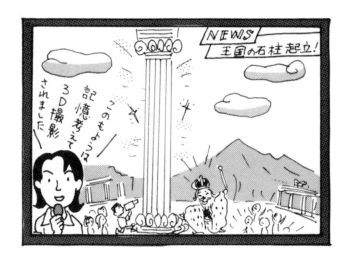

①**板状筋**，②**脊柱起立筋**（腸肋筋など）

③**横突棘筋**（半棘筋など）

④**棘間筋**

⑤**横突間筋**，⑥**後頭下筋**（大後頭直筋など）

- 固有背筋とは，背部の筋に分類される筋のうち脊髄神経の後枝に支配されるものをいう。

万丈(ばんじょう)：非常に高いこと。（例：波瀾万丈(はらんばんじょう)）

［語呂合わせの解説］
○○王国の美しい石柱は大地震(せきちゅう)で倒れてしまったが，国連の援助によって，再び天高くそびえ立つことができた。この石柱起立の全過程は，人々の記憶に長く留まるように，立体感を忠実に表現できる最新の3D技術を用いて撮影された。

脊柱起立筋

> <u>超ロック</u>は
> ①
>
> <u>最長</u>の曲だった
> ② ③

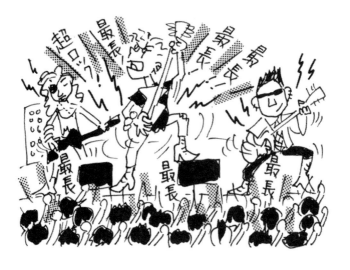

外側から順に
①腸肋筋
②最長筋，③棘筋

- 脊柱起立筋は，固有背筋（脊髄神経の後枝に支配される筋）に分類される。
- 腸肋筋における「腸」は腸骨を，「肋」は肋骨を示している。
- 棘筋における「棘」は，椎骨の棘突起を示している。

[語呂合わせの解説]
エレクトル(Erector)は，観客を総立ちさせることで有名なロックバンドである。先日のコンサートで，彼らは「超ロック」という新曲を発表したが，それは今までで最も演奏時間が長い曲であった。

横突棘筋

版木よく
①
誰つかっても
② たれ

買い 千金
③

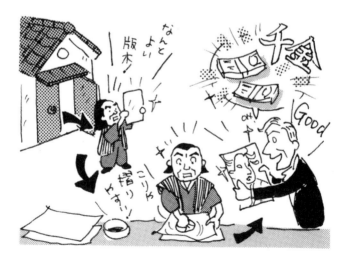

浅層から順に
①半棘筋
②多裂筋
③回旋筋

- 横突棘筋は，固有背筋（脊髄神経の後枝に支配される筋）に分類される。

版木(はんぎ)：木版印刷で，文字や絵などを彫り付けた木版。
誰(たれ)：誰（だれ）の文語的な表現。
千金(せんきん)：千両のかね，多額の金銭。

[語呂合わせの解説]
古い倉の中で発見された版木は，歴史的な価値があり，保存状態も極めて良好であった。これほどの物であれば，どんな摺り師（木版画を摺(す)る職人）が使用しても素晴らしい版画ができるだろう。

後頭下筋

大将の好投貯金で
①　②

上等車や下等車
③　　　④

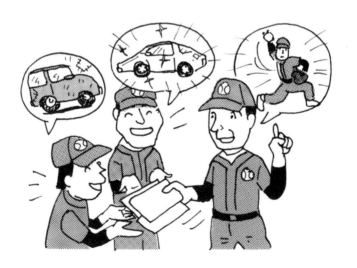

①**大後頭直筋**，②**小後頭直筋**
③**上頭斜筋**，④**下頭斜筋**

- 後頭下筋は，固有背筋（脊髄神経の後枝に支配される筋）に分類される。
- ①と③と④は，後頭下三角を構成する。

[語呂合わせの解説]
親分肌の星野投手は，好投して手に入れた報奨金を貯金しておいて，シーズン終了後にそれを若い選手たちに分け与えた。彼らの中には，気前がいい大将にもらったお金で高級車を買った者もいれば，廃車寸前の中古車を購入した者もいたらしい。

咀嚼筋

高速道
①②

無い食欲も
③

外食欲に
④

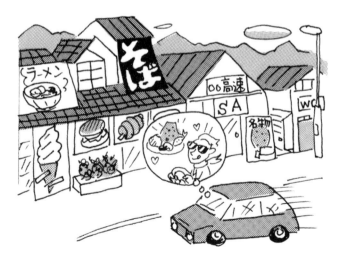

①<u>咬筋</u>，②<u>側頭筋</u>
③<u>内側翼突筋</u>
④<u>外側翼突筋</u>

- 頭部の筋は，咀嚼筋（深頭筋）と表情筋（浅頭筋）とに分類される。
- 咀嚼筋は，下顎神経［三叉神経（第5脳神経）の第3枝］に支配される。
- 内側翼突筋および外側翼突筋の「翼突」は，蝶形骨の翼状突起を示している。

[語呂合わせの解説]
カーマニアのM氏は，高速道路を走行すると，すぐに空腹感を感じてサービスエリアで食事をしたくなるらしい。

表情筋

<u>等外</u>のひょうきん者
①

<u>自戒</u>して <u>頑張</u>ったので
② ③

<u>微</u><u>光</u>みえ
④⑤

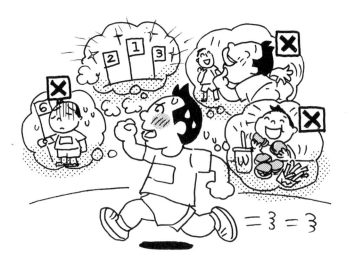

① <u>頭</u>蓋表筋(2種類)
② <u>耳介</u>周囲の筋(3種類),③ <u>眼</u>裂周囲の筋(4種類)
④ <u>鼻</u>部の筋(2種類),⑤ <u>口</u>裂周囲の筋(12種類)

- 頭部の筋は,咀嚼筋と表情筋とに分類される。
- 咀嚼筋が下顎神経[三叉神経(第5脳神経)の第3枝]に支配されるのに対し,表情筋は顔面神経(第7脳神経)に支配される。

[語呂合わせの解説]
食べることが大好きな小学生のL君は,運動会の徒競争で三等以内になったことがなかった。しかし,ひょうきん者のキャラからの脱却を目指し,大食いをやめて積極的に運動をするように心掛けたので,今年は念願の三等以内になれそうな気がしてきた。

頭蓋表筋

> 古都の前途に
> ①
>
> 即答 都庁
> ②

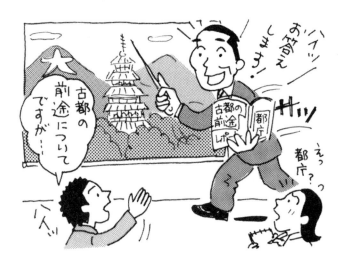

① <u>**後頭前頭筋（後頭筋・前頭筋）**</u>
② <u>**側頭頭頂筋**</u>

• 後頭前頭筋は二腹筋に分類され，その中間腱を帽状腱膜という。

［語呂合わせの解説］
古都の将来像について意見を求められた都庁の役人は，待っていましたとばかりに，奇想天外な構想を事細かに語り始めた。

耳介周囲の筋

工事は **漸次解禁**し
① ②

いずれは**常時解禁**に
③

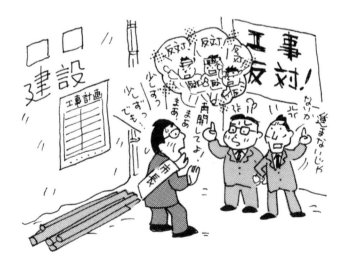

①後耳介筋,②前耳介筋
③上耳介筋

- ヒトでは,上記の筋はあまり発達していない。

漸次(ぜんじ):しだいに。徐々に。

[語呂合わせの解説]
駅周辺の再開発工事は,騒音問題が起ったために凍結されてしまった。しかし,地域の復興を掲(かか)げて当選した市長は,辛抱強く問題を解決しようとした。

眼裂周囲の筋

がんりき
<u>眼力</u>で<u>吸う美</u>
① ②

<u>美も加勢して</u>
③

<u>花の婚礼</u>
④

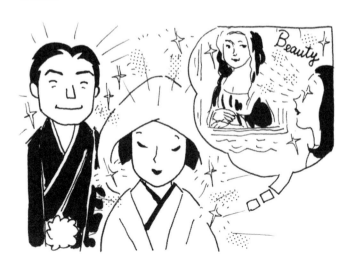

①__眼輪筋__，②__皺眉筋__
　　　　　　　　すう び
③__眉毛下制筋__
　び もう か せい
④__鼻根筋__

- 皺眉筋は，「シュウビキン」と読むこともある。
- 鼻根筋は，ラテン語名のMusculus procerusに対応する日本語名である。このラテン語名は「細長い筋」を表し，「鼻根」の意味は含んでいない。
- 鼻根筋は，鼻部の筋(または頭蓋表筋)に分類されることもある。

［語呂合わせの解説］
仁美さんには，見つめるだけで他人の美しさを写し取る能力があった。彼女はもともと気立ての優しい女性だったが，そのようにして周囲から写し取った美しさのせいで，さらに魅力が増していき，理想的な男性と結婚することができた。

鼻部の筋

花の
①

B中学家政科
②

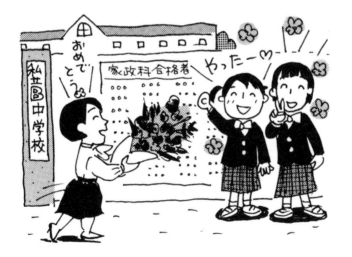

①**鼻筋**
②**鼻中隔下制筋**

- 鼻筋は,横部と鼻翼部(または翼部)とに分けられる。前者が収縮すると,鼻孔が圧迫されて狭くなる。一方,後者が収縮すると,鼻翼が外側下方に引かれ,鼻孔が広がる。
- 鼻中隔下制筋が収縮すると,鼻中隔が引き下げられ,鼻孔が広がる。

[語呂合わせの解説]
少子化の影響で受験生が激減した私立B中学校は,その対策として,国内の中学校では初めてとなる家政科を新設した。すると,女子の受験生が殺到し,今や「花のB中学家政科」と呼ばれるほど有名になった。

口裂周囲の筋

大正 の 恐慌通
① ②
降格処分に 上申すると 上申 首尾よく 許諾され
③   ④   ⑤
降格 家臣の 加勢によって
⑥   ⑦
賞をもらって 今日 光臨
⑧   ⑨ ⑩
音がいい往年の オートバイで
⑪   ⑫

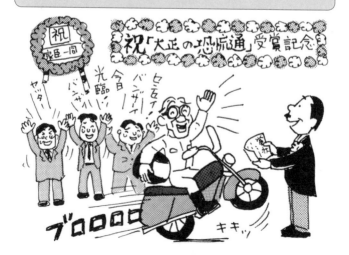

① **大頬骨筋**, ② **小頬骨筋**
　（上の列では，すべて「〜頬骨筋」となっている）
③ **口角挙筋**, ④ **上唇挙筋**, ⑤ **上唇鼻翼挙筋**
　（上の列では，すべて「〜挙筋」となっている）
⑥ **口角下制筋**, ⑦ **下唇下制筋**
　（上の列では，すべて「〜下制筋」となっている）
⑧ **笑筋**, ⑨ **頬筋**, ⑩ **口輪筋**
⑪ **オトガイ横筋**, ⑫ **オトガイ筋**

上申（じょうしん）：意見・状況など上官・上役などに申し上げること。
許諾（きょだく）：相手の希望や願いを聞き入れて許すこと。
家臣（かしん）：家に仕える臣下。家来。
光臨（こうりん）：他人の来訪を敬って言う語。

［語呂合わせの解説］
大正時代に起こった恐慌の研究をしている経済学者が，敵対する派閥の陰謀によって降格されそうになった。しかし，彼は，大臣に直接申し立てをして処分を免れた。その後，彼は，一緒に降格処分を受けそうになった弟子たち（彼らは自らを家臣と名乗っていた）の働きかけによって名誉ある賞をもらい，今日，受賞記念パーティーの会場に，クラシックオートバイに乗ってさっそうと現れた。

頸部の筋の分類

警部の禁：
①

朝の外食
② ③

前後のケーキ
④⑤

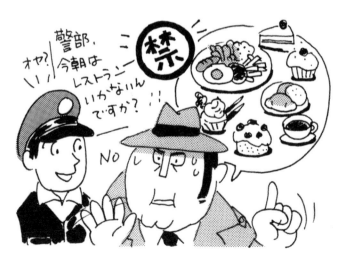

① <u>頸部の筋</u>：
② <u>浅頸筋</u>，③ <u>外側頸筋</u>
④ <u>前頸筋</u>，⑤ <u>後頸筋</u>

- 浅頸筋に分類されるのは，広頸筋である。
- 外側頸筋に分類されるのは，胸鎖乳突筋である。
- 前頸筋は，さらに舌骨上筋群（顎舌骨筋など）と舌骨下筋群（胸骨舌骨筋など）とに分類される。
- 後頸筋は，さらに椎前筋群（頸長筋など）と斜角筋群（前斜角筋など）とに分類される。

[語呂合わせの解説]
田部警部は毎朝レストランで食事をして，その前後にも内緒でケーキを食べていた。しかし，標準体重を30キロも越えてしまったので，彼はそのような食生活を禁止する命令を自分自身に出した。

舌骨上筋群

<u>音がいい</u> <u>系統の</u>（＝システムの）
① ②
「<u>楽接骨院</u>」で
③
<u>楽に服</u>
④

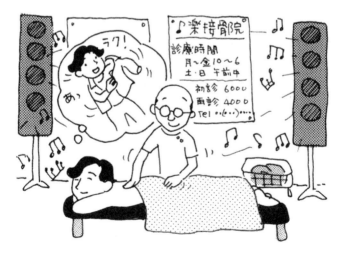

①**オトガイ舌骨筋**, ②**茎突(けいとつ)舌骨筋**
③**顎舌骨筋**

（ここまでは，すべて「〜舌骨筋」となっている）

④**顎二腹筋**

- 前頸筋は，舌骨上筋群と舌骨下筋群とに分類される。
- 茎突舌骨筋の「茎突」は，側頭骨の茎状突起を示している。
- ①〜③の名称においては，それらの筋が「舌骨に停止する」ということが示されている。

[語呂合わせの解説]
伊丹(いたみ)氏は，豪華な音響システムを備えた「楽(がく)接骨院」で治療を受けた。すると，服を着る際にも激痛が走った彼の肩から，徐々に痛みが消えて行った。

舌骨下筋群

「健康接骨院」の 強固な 接骨で
① ②

強固な工場に。
③

向上してるぜ接骨は！
④

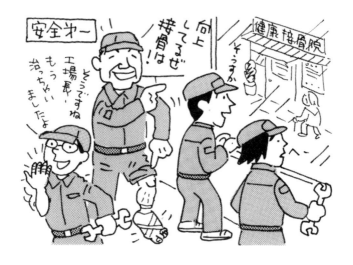

① <u>**肩甲舌骨筋**</u>，② <u>**胸骨舌骨筋**</u>
③ <u>**胸骨甲状筋**</u>
④ <u>**甲状舌骨筋**</u>

- 前頸筋は，舌骨上筋群と舌骨下筋群とに分類される。
- ①～④は，すべて起始と停止を表す名称である。

[語呂合わせの解説]
工場長の言葉：半年前に開業した「健康接骨院」のおかげで従業員の健康状態が改善し，我々の工場は安定した業績を上げられるようになった。最近の接骨術(柔道整復術)は，実に素晴らしい。

斜角筋群

前にいた
①

中学校の
②

校舎描く
③

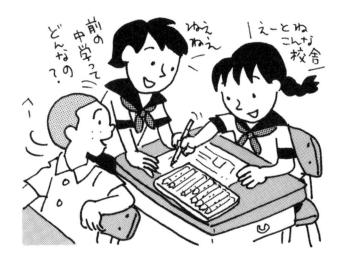

① **前斜角筋**
② **中斜角筋**
③ **後斜角筋**

- 前斜角筋と中斜角筋との間には，斜角筋隙と呼ばれる間隙が存在する。
- 斜角筋隙には，腕神経叢の基部と鎖骨下動脈が通る。

[語呂合わせの解説]
転校生のSさんに，前にいた中学校のことを訊ねた。すると，彼女は鞄から色鉛筆を取り出して，きれいな校舎を描いてくれた。

椎前筋群

統計庁
①②
前の概則 問う直に
③　④

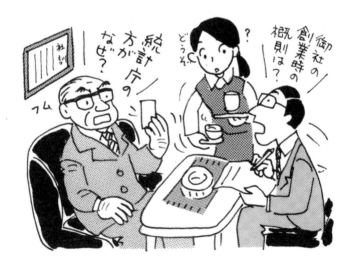

①<u>頭長筋</u>,②<u>頸長筋</u>

（上の列では，すべて「〜長筋」となっている）

③<u>前頭直筋</u>,④<u>外側頭直筋</u>

（上の列では，すべて「〜頭直筋」となっている）

- 前頭直筋は,「前頭（ひたい）・直筋」ではなく,「前・頭直筋」である。

概則：原則的な大枠を定めた規則。

[語呂合わせの解説]
さっき統計庁の役人が会社に来て，創業時の概則について直接社長に聞いていた。役人の目的は，いったい何だったのだろう。

胸部の筋の分類

<u>宣教師</u>
①

<u>信教</u>
②

<u>お客</u>にまくしたて
③

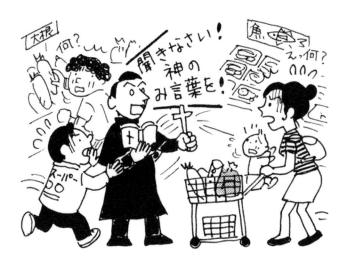

①浅胸筋
②深胸筋
③横隔膜

- 浅胸筋(大胸筋・小胸筋・鎖骨下筋・前鋸筋)は,体幹の骨から起始して(大胸筋の鎖骨部は例外),体肢の骨に停止する。一方,深胸筋(肋間筋など)は体幹の骨から起始して,体幹の骨に停止する。
- 浅胸筋は上肢骨(上肢帯+自由上肢骨)を動かし,深胸筋は胸式呼吸(胸郭の上下動)を,横隔膜は腹式呼吸を行う。
- 浅胸筋は腕神経叢の枝に,深胸筋は肋間神経(胸神経の前枝)に,横隔膜は横隔神経(頸神経叢の枝)に支配される。

信教:宗教を信じること。

[語呂合わせの解説]
突然店の中に入って来た宣教師は,買い物をしているお客さんを見つけると,信教について威勢よく語り始めた。

浅胸筋

前の娘(こ) さー，国歌うたえば
① ②

概(おおむ)ね混(こ)むね
③ ④

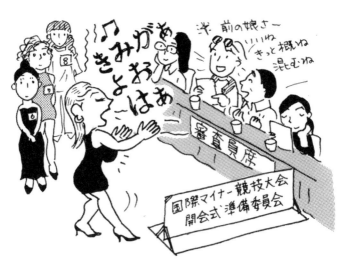

①前鋸筋, ②鎖骨下筋
③大胸筋, ④小胸筋

- 前鋸筋の「鋸」は，のこぎり※のことである。
- 浅胸筋は，腕神経叢（脊髄神経の前枝によって構成される）の枝に支配される。
- 前鋸筋を支配する長胸神経も，鎖骨下筋を支配する鎖骨下筋神経も，大胸筋と小胸筋を支配する内側胸筋神経と外側胸筋神経も，すべて腕神経叢の枝である。
- 浅胸筋は，すべて上肢骨（上肢帯＋自由上肢骨）に停止している。

※：のこ(の娘)：のこぎりの略称。

[語呂合わせの解説]
あまり人気のない競技の国際試合が，わが国で行われることになった。その開会式の演出を任されたＡ氏が，オーディション会場で，歌唱力抜群の女性を見つけた時に言った言葉である。「前にいるあの女性が国歌を歌えば，会場はほぼ満員になるに違いない」という意味である。

深胸筋

<u>外</u>でも<u>内</u>でも <u>さえない六感</u>
① ② ③

<u>露骨</u>な<u>挙動</u>もあるけれど
④

<u>六花</u>を <u>今日も</u>追うキング
⑤ ⑥

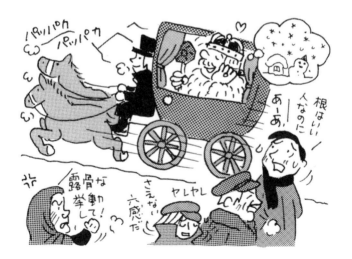

①**外肋間筋**，②**内肋間筋**，③**最内肋間筋**

（上の列では，すべて「〜肋間筋」となっている）

④**肋骨挙筋**

⑤**肋下筋**，⑥**胸横筋**

- ④以外は，肋間神経（胸神経の前枝）に支配される。
- ④の支配神経は，長い間，肋間神経であるとされてきた。その後，「胸神経の後枝（＋第8頸神経の後枝）によって支配される」という説が有力になったが，「前枝と後枝によって支配される」という報告もある。
- 浅胸筋が上肢の骨（上肢帯＋自由上肢骨）に停止しているのに対して，深胸筋は体幹の骨に停止している。

六花(ろっか)：雪の異称。雪の結晶の形にちなむ。「りっか」とも言う。

[語呂合わせの解説]

王様は，外交や内政を第六感で行って，失敗ばかりされている。また，ときどき露骨な挙動もなさるので，国民からの信頼はあまり篤(あつ)いとは言えない。でも，本当は雪景色を追って旅をされる心やさしいお方なのである。

腹部の筋

<u>服</u>の <u>貯金</u>も <u>衰退</u>し
① ②

今では <u>外車</u>も <u>ない</u>社長
③ ④

<u>不幸</u>をなげいて <u>酔</u>うお<u>方</u>
⑤ ⑥

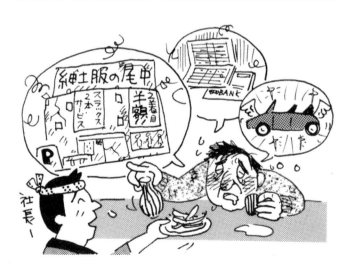

①<u>腹直筋</u>，②<u>錐体筋</u>，
③<u>外腹斜筋</u>，④<u>内腹斜筋</u>，
⑤<u>腹横筋</u>，⑥<u>腰方形筋</u>

- ①と②は前腹筋，③〜⑤は側腹筋，⑥は後腹筋と呼ばれる。
- ⑥は後方に存在するが，腰神経叢の枝に支配されるので，腹部の筋に分類される。

［語呂合わせの解説］
社長は紳士服の販売で大儲けをしたが，徐々に貯金がなくなっていき，とうとう自慢の外車も人手に渡ってしまった。彼は今，不幸を嘆(なげ)いて酔い潰(つぶ)れている。

上肢帯の筋

三味線の
①

曲にあわせて 上下すりゃ
②　　　　　③

大炎症さえ 健康化
④ ⑤　　　⑥

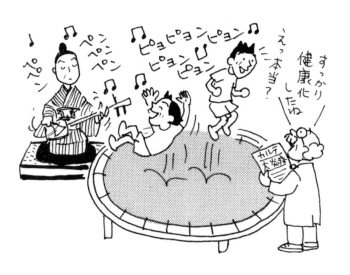

① <u>三</u>角筋
② 棘<u>上</u>筋, ③ 棘<u>下</u>筋
④ <u>大</u>円筋, ⑤ <u>小</u>円筋, ⑥ <u>肩甲下</u>筋

- 上肢の筋は,上肢帯の筋,上腕の筋,前腕の筋および手の筋に分類することができる。
- 棘下筋の「下」はラテン語のinfra-に対応しており,一般的な上下における「下」を意味している。
- 肩甲下筋の「下」はラテン語のsub-に対応しており,体表から見た場合の「深部」を意味している。靴下や下着における「下」と同じである。

[語呂合わせの解説]
医師のM氏は,「三味線の曲に合わせて体を上下に動かせば,重度の炎症さえ治まり健康を取り戻すことができる」と主張している。

上腕の屈筋群

ジョヴァンニは
①
常磐線でも烏口
② ③

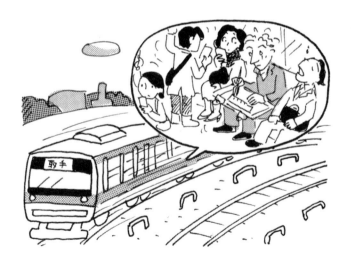

①上腕二頭筋
②上腕筋，③烏口腕筋(うこうわんきん)

- 上腕の筋群は，筋皮神経に支配されるものと，橈骨神経に支配されるものとに分類することができる。前者は，代表的な作用が「肘関節の屈曲」なので，屈筋群と呼ばれている。
- 烏口腕筋の「烏口」は，肩甲骨の烏口突起を示している。
- 日本語では上腕，前腕というが，ラテン語ではBrachium（腕），Antebrachium（前腕）という。そのことから，烏口腕筋の「腕」が上腕を意味していることが理解できる。

烏 口(からすぐち)：製図用の特殊なペン。ペン先の形状がカラスのくちばしに似ている。

［語呂合わせの解説］
イタリア人のジョヴァンニさんは，都内のデザイン会社で働いている。勤勉な彼は，通勤で利用する常磐線の車内でも，烏口(からすぐち)を使って仕事をしている。

上腕の伸筋群

> <u>ジョー，王さんと</u>
> ①
> <u>チュウ</u>
> ②

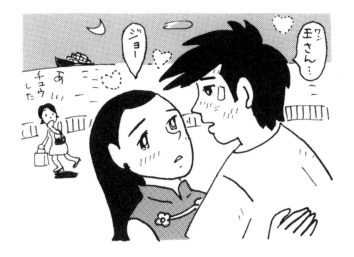

①上腕三頭筋
②肘筋

- 上腕の筋群は，筋皮神経に支配されるものと，橈骨神経に支配されるものとに分類することができる。後者は，代表的な作用が「肘関節の伸展」なので，伸筋群と呼ばれている。

[語呂合わせの解説]
ボクサーのジョーは，中国人の王_{ワン}さんをデートに誘った。中華街で食事をした後，二人は夜の公園で甘い一時_{ひととき}を過ごした。

前腕の屈筋群
(1)：浅層

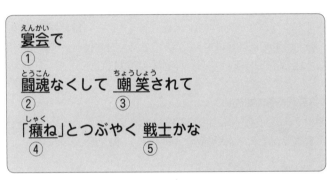

宴会で
①
闘魂なくして 嘲笑されて
② ③
「癪ね」とつぶやく 戦士かな
④ ⑤

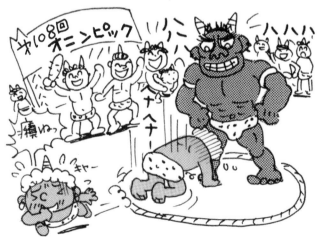

①円回内筋
②橈側手根屈筋，③長掌筋
④尺側手根屈筋，⑤浅指屈筋

- 前腕の筋は，正中神経または尺骨神経に支配される筋（両者に支配されるものもある）と，橈骨神経に支配される筋とに分類することができる。前者は，代表的な作用が「橈骨手根関節の屈曲」なので，屈筋群と呼ばれている。
- 前腕の屈筋群は，浅層の筋と深層の筋とに区分することができる。

[語呂合わせの解説]
鬼の世界では，4年に1度開かれる宴会（オニンピック）で，国中から集まった若い戦士たちが格闘をするという風習があった。初めてこの格闘に参加した鬼桐君は，対戦相手の鬼のような形相を見て戦意を喪失し，地面に崩れ落ちてしまった。そして，仲間から嘲笑された鬼桐君は，ただ一言「癪ね」とつぶやいた。

前腕の屈筋群
(2)：深層

真摯に超星めざすなら
　①　　　②
決して**崩壊**ないはずさ
　　　　③

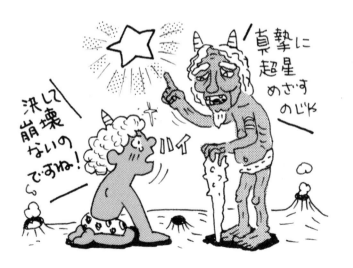

①**深指屈筋**，②**長母指屈筋**
③**方形回内筋**

- 深指屈筋の４つの腱は，浅指屈筋の腱の裂孔を通って第２〜第５指の末節骨に停止する。

超　星（ちょうぼし）：スーパー・スターのこと。本書の語呂合わせのために，著者が強引に作った熟語。

［語呂合わせの解説］
みじめな負け方をして，すっかり自信をなくしてしまった鬼桐君を励ます師匠の言葉：「超一流の戦士になることを目指して，まじめな態度で修行を続けなさい。そうすれば，どんなに恐ろしい敵に出会っても，決して崩れ落ちるようなことはないだろう」という意味。

前腕の伸筋群
(1)：浅層

バント コツンと決められて 長嘆の投手
① ② ③

相思の恋人に 酌 懇願
④ ⑤ ⑥

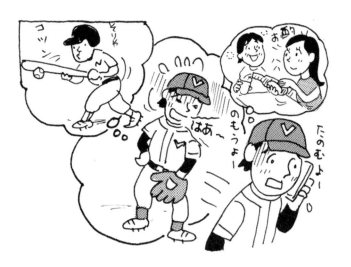

第3部 筋系 121

①<u>腕橈骨筋</u>，②<u>長</u>橈側<u>手</u>根伸筋，③<u>短</u>橈側<u>手</u>根伸筋
④<u>総指</u>伸筋，⑤<u>小指</u>伸筋，⑥<u>尺</u>側<u>手根</u>伸筋

- 前腕の伸筋群は，浅層の筋と深層の筋とに区分することができる。
- ①〜③を橈側群，④〜⑥を浅層の筋とする場合もある。
- ラテン語では，手の第1指（母指）をPollex（英語ではthumb），第2〜第5指をDigitus（英語ではfinger）と呼ぶ。総指伸筋は，Pollex（thumb）の伸展はしないが，すべてのDigitus（finger）の伸展を行う。
- 前腕の伸筋群は，橈骨神経に支配される。

長 嘆（ちょうたん）：長いため息をついて嘆くこと。
懇願（こんがん）：ひたすらお願いすること。

[語呂合わせの解説]
味方のエラーが重なった後に，絶妙のバントを決められて，それまで好投していたピッチャーは，長いため息をついた。次の打者に逆転ホームランを打たれて敗戦投手となった彼は，試合後，「一緒に酒を飲もう」と婚約者に電話した。

前腕の伸筋群
(2)：深層

海外勤務は 超 星街 転勤
① ②　（ちょうほしがい）

探訪し 眺望したいところを 示す指
③ ④ ⑤

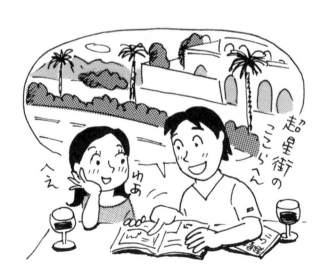

①回外筋, ②長母指外転筋
③短母指伸筋, ④長母指伸筋, ⑤示指伸筋

- 短母指伸筋と長母指伸筋が収縮すると，両者の腱が手根部の皮膚に凹みを作る。そこは，嗅ぎタバコを乗せる部位であることから，タバチエール（嗅ぎ煙草入れ）と呼ばれている。
- タバチエールの正式な名称は，tabatier anatomique（フランス語：解剖学的嗅ぎ煙草入れ）である。

探訪：物事を見聞きして歩き回ること。
眺望：遠くを見渡すこと。

[語呂合わせの解説]
バントをコツンと決められて長嘆した投手のその後：彼は，メジャーリーグの球団に移籍することになった。そこには，昔から超星（スーパー・スター）が大勢いたので，ホームグランド周辺の街は，超星街と呼ばれていた。その球団でプレーし，超星街で暮らすことを幼いころから夢見ていた彼は，テーブルの上に地図を広げて，結婚したばかりの妻にいろいろな場所を指し示した。

手の母指球筋

田んぼ外
①

田んぼの靴で 母子対立
②   ③

母子泣いてんねん
④

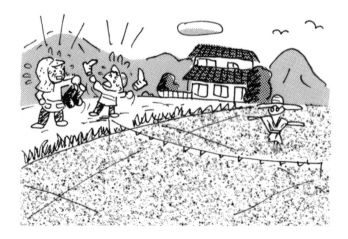

①<u>短母指外転筋</u>
②<u>短母指屈筋</u>,③<u>母指対立筋</u>
④<u>母指内転筋</u>

- 手の筋は，母指球筋，小指球筋および中手筋に分類される。
- 足の母指球筋との区別：母子が田んぼで履く靴のことで対立したのは，人手が足りなくて二人ともイライラしていたせいだったのです。したがって，「母子の対立を表した語呂合わせは，手に関係している」と記憶してください。

[語呂合わせの解説]
田んぼの外で，母親と娘が口喧嘩をしています。田んぼで履く靴のことでお互いの意見が対立し，泣きながら言い争いをしているのです。

手の小指球筋

短所だらけの 商事が移転
① ②

身近な商事とくっついて
③

やっぱり 小事で対立だ
④

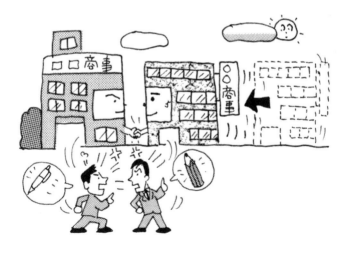

①<u>短掌筋</u>（たんしょうきん），②<u>小指外転筋</u>
③<u>短小指屈筋</u>
④<u>小指対立筋</u>

- 短掌筋は，皮筋に分類される。

商事：商事会社の略称。
小事：さほど重要でないこと。

[語呂合わせの解説]
多くの問題を抱えた商事会社が移転して行った。その後，その会社は近くにあった別の商事会社と合併したが，やはり些細（ささい）なことで対立している。

中手筋

虫 様々で
①

商売するひと 換金も
② ③

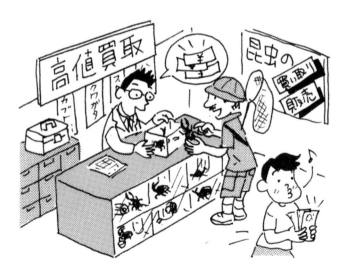

① <u>虫様</u>筋
② <u>掌側骨間</u>筋,③ <u>背側骨間</u>筋
　（上の列では,すべて「〜骨間筋」となっている）

- 虫様筋の「虫」とは,土中の虫(earthworm),すなわちミミズのことである。

[語呂合わせの解説]
自然界には様々な虫がいる。たとえば,売買の対象になる虫もいて,そのような虫を専門店に持って行くと,高値で買い取ってくれるそうだ。

内寛骨筋

<ruby>重<rt>ちょうよう</rt></ruby>用されれば
①

賞与もふえる
②

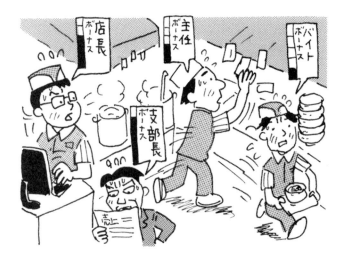

①腸腰筋(腸骨筋・大腰筋)
②小腰筋

- 下肢の筋は,下肢帯の筋(寛骨筋),大腿の筋,下腿の筋および足の筋に分類される。
- 寛骨筋は,内寛骨筋と外寛骨筋とに分類される。
- 腸腰筋は,腸骨筋と大腰筋で構成される。
- 小腰筋(約半数で欠ける)を腸腰筋に含める場合もある。

重 用^{ちょうよう}:人を重要な地位に用いること。

[語呂合わせの解説]
重要な地位に付くと,ボーナスもたくさん貰えるようになる。

外寛骨筋
(1): 殿筋群

> <u>大</u><u>中</u><u>小</u>の<u>電気</u>がつけば
> ① ② ③
>
> <u>だいたい</u> <u>緊張</u>いたします
> ④

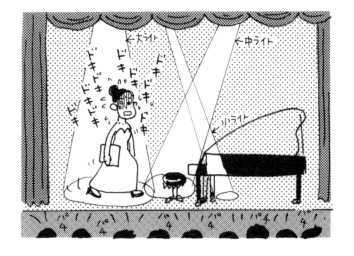

①**大殿筋**，②**中殿筋**，③**小殿筋**
　（上の列では，すべて「〜殿筋」となっている）
④**大腿筋膜張筋**

- 外寛骨筋は，殿筋群と回旋筋群とに分けることができる。
- ①は下殿神経に，②〜④は上殿神経に支配される。

［語呂合わせの解説］
発表会の時にたくさんの照明を当てられれば，たいていの人は緊張するものである。

外寛骨筋
(2)：回旋筋群

梨園(りえん)には ない閉鎖
① ②

でも双子の兄弟*は だいたい法経へ
③+④ ⑤

*兄弟は上と下。

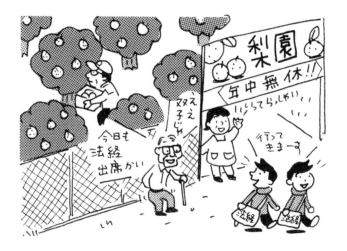

①**梨状筋**，②**内閉鎖筋**
③**上双子筋**，④**下双子筋**，⑤**大腿方形筋**

- 梨状筋の上に存在する上殿神経などの通路は，梨状筋上孔と呼ばれる。
- 梨状筋の下に存在する下殿神経，坐骨神経などの通路は，梨状筋下孔と呼ばれる。

[語呂合わせの解説]
友人が家族で経営している梨園(りえん)は，一年中閉鎖することなく営業している。梨園の運営はかなり大変らしいが，彼の双子の息子は，在籍する○○大学の法経学部の授業に，ほとんど休むことなく出席しているそうだ。

大腿の伸筋群

嫉妬(しっと)するほどの
①

芳香(ほうこう)と質感(しつかん)
② ③

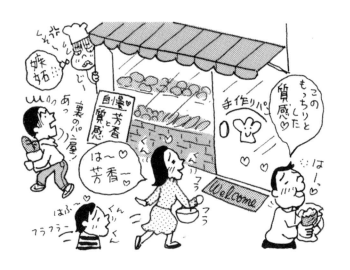

①**大腿四頭筋**(大腿直筋・外側広筋・中間広筋・内側広筋)
②縫工筋,③膝関節筋

- 大腿の筋は,伸筋群,屈筋群および内転筋群に分類される。
- 大腿の伸筋群は,大腿神経に支配される。
- 縫工筋(ほうこうきん)の「縫工」は,(洋服の)仕立屋のことである。
- 膝関節筋(しつかんせつきん)は,中間広筋の深層の一部である。
- ①と②が骨格筋に分類されるのに対して,③は関節筋に分類される。

[語呂合わせの解説]
駅前の手作りパン屋さんのキャッチ・フレーズです。

大腿の屈筋群

> だいたい似とーる（＝似ている）
> ①
> マックの飯と ケンタの飯
> ②　　　　　③

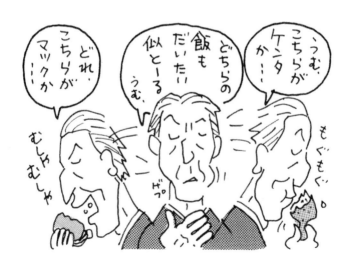

①<u>大腿二頭筋</u>
②<u>半膜様筋</u>,③<u>半腱様筋</u>

- 大腿の屈筋群は,坐骨神経に支配される。

[語呂合わせの解説]
評論家のS氏によれば,マック・ドナルゾで食事をしても,ケンタスキー・プライドキッチンで食事をしても,食べ物の味に大きな違いはないそうだ。

大腿の内転筋群

超短スカート 穿くんだい!
① ②   ③   ④

……とは言うものの 羞恥心
                  ⑤

彼女は 太もも そっと閉じ
              ⑥

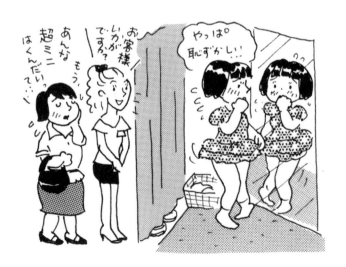

①<u>長内転筋</u>，②<u>短内転筋</u>，③<u>薄筋</u>，④<u>大内転筋</u>
⑤<u>恥骨筋</u>，
⑥<u>外閉鎖筋</u>

- ①〜④と⑥は，閉鎖神経に支配される。
- ⑤は大腿神経に支配されるが，これに閉鎖神経が加わることがある。
- ④は，閉鎖神経のほかに，坐骨神経によっても支配される。

超短(ちょうたん)スカート：ミニスカートのこと。

[語呂合わせの解説]
引っ込み思案の桃ちゃんは，ある日，「これからは積極的に生きていこう」と一大決心し，生まれて初めてミニスカートを穿(は)いてみた。でも，鏡に映った自分の姿を見ると，少しためらいが生じるのであった。

鵞足(がそく)の構成に加わる筋

～芸術か猥褻(わいせつ)か～

> 版権えたが 方向まちがえ 発禁に
> ① ②　　　　③
> 鵞足(がそく)じゃなくて 蛇足(だそく)のせいで！
> ④

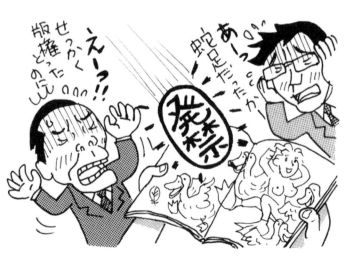

①半腱様筋，②縫工筋，③薄筋
→④鵞足

- 半腱様筋は大腿の屈筋群に，縫工筋は大腿の伸筋群に，薄筋は大腿の内転筋群に分類される。

［語呂合わせの解説］
写真集の版権を独占することができた。しかし，倫理委員会から「内容が，あらぬ方向に行ってしまっている」と指摘され，発禁処分を受けてしまった。編集の最終段階で追加したあの写真が鵞足，いや蛇足だったようだ。

下腿の伸筋群
(1)：狭義の伸筋群

> <u>全景</u>を<u>眺望</u>し
> ① ②
>
> <u>調子</u>がよければ <u>第三の火</u>を
> ③ ④

※上記の語呂合わせは，2007年に作られたものです。

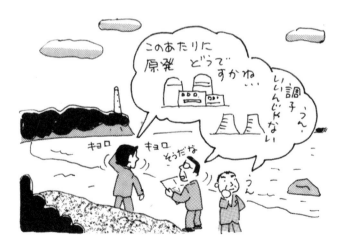

①<u>前脛骨筋</u>, ②<u>長母指伸筋</u>
③<u>長指伸筋</u>, ④<u>第三腓骨筋</u>

- 下腿の筋は,総腓骨神経に支配される広義の伸筋群と,脛骨神経に支配される屈筋群とに分類される。
- 広義の伸筋群から腓骨筋群(後述)を除いたものが,狭義の伸筋群である。
- 第三腓骨筋という名称は,「少なくとも,ほかに2種類の腓骨筋がある」ということを示唆している。
- 第三腓骨筋は,長腓骨筋,短腓骨筋と同様に足の外反を行うので,このように呼ばれる。

第三の火:原子力のこと。電熱線の発熱などによる「第二の火」に対して,核分裂による発電をいう。

[語呂合わせの解説]
「周囲の景色をよく見て,適切であると判断したら,そこに原子力(第三の火)発電を行う施設を作ろう」という意味。某電力会社が作成した標語である。

下腿の伸筋群
(2)：腓骨筋群

（しかし，第三の火に）
<u>長</u><u>短</u>あること 忘れるな！
① ②

※上記の語呂合わせは，2007年に作られたものです。

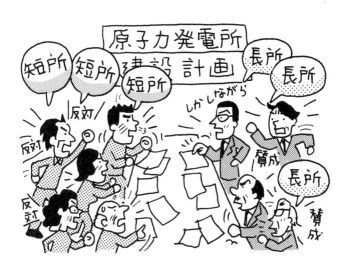

次の筋も「下腿の・広義の伸筋群」に分類されることを忘れてはいけない。
①<u>長</u>腓骨筋
②<u>短</u>腓骨筋

- 下腿の・広義の伸筋群（総腓骨神経に支配されるもの）に分類される筋には，実際には屈筋（距腿関節を屈曲する筋）として働くものがある。それらは，腓骨筋群と呼ばれる。
- 腓骨筋群の重要な役割は，足の外反を行うことである。
- 腓骨筋群は，浅腓骨神経（総腓骨神経の枝）に支配される。一方，狭義の伸筋群は，深腓骨神経（総腓骨神経の枝）に支配される。

［語呂合わせの解説］
第三の火（原子力）には長所と短所があることを忘れてはいけない。

下腿の屈筋群

<u>硬い三等</u>（車の床から）
①

<u>足底</u> <u>しっかり</u> まもるため
② ③

<u>乞う恵子</u> <u>超 星靴</u>の <u>調子靴</u>
④ ⑤ ⑥

（ちょうぼしくつ）（ちょうしくつ）

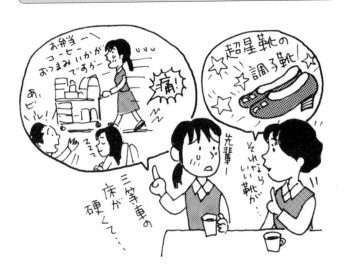

①<u>下腿三頭筋</u>(腓腹筋・ヒラメ筋)
②<u>足底筋</u>，③<u>膝窩筋</u>
④<u>後脛骨筋</u>，⑤<u>長母指屈筋</u>，⑥<u>長指屈筋</u>

- ①～③は浅層の筋であり，④～⑥は深層の筋である。
- 足底筋は，ラテン語名のMusculus plantaris（英語名はplantar muscle）に対応する名称である。
- 足底筋は，足底の筋（足底に存在する筋）ではない。

三等車：国鉄（日本国有鉄道）で客車に三等級があったころの最下級の車両。

［語呂合わせの解説］
国鉄（現在のＪＲ）の車内販売員に採用されて間もない恵子さんは，三等車の床が非常に硬いために，足の裏に慢性的な痛みを感じるようになっていました。先輩に相談すると，「超星靴（会社名）の調子靴(ちょうしぐつ)（商品名）は，どんなに硬い床からの衝撃でも完全に吸収してくれる」と教えてくれました。でも，その靴は非常に高価だったので，社会人になったばかりの恵子さんには買うことができませんでした。

下腿三頭筋の構成

堅い三等
①

火を吹く ヒラメ
② ③

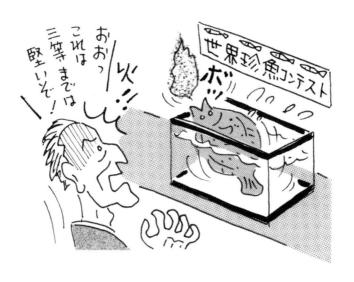

①下腿三頭筋：
②腓腹筋，③ヒラメ筋

- 腓腹筋には，内側頭と外側頭がある。この二つの頭にヒラメ筋の頭を合わせると三頭になるので，腓腹筋とヒラメ筋で構成される筋は下腿三頭筋と呼ばれる。
- アキレス腱(踵骨腱)は，下腿三頭筋の一部分である。

[語呂合わせの解説]
世界珍魚コンテストを客席の最前列で見ていた評論家のS氏は，ヒラメ君が口から火を吹くのを見て，三位入賞は間違いないと確信した。

足の伸筋群

> <u>短気な師</u>
> ①
> <u>短期の奉仕を</u><u>シンキング</u>
> ②

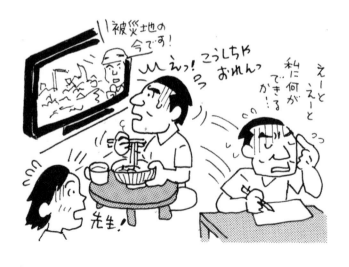

①**短指伸筋**
②**短母指伸筋**

- 足の筋は,屈筋群と伸筋群とに分類される。
- 手には伸筋群に分類される筋はない。

[語呂合わせの解説]
私の先生は,非常に気が短いが,情が厚く,困っている人がいると黙って見ていられない性格である。先日,テレビで被災地の映像を見た先生は,週末に奉仕活動に出かけることを決意し,現地で何をするべきか真剣に考えている。

足の母指球筋

A：法事で泣いてんのが居てんねん
　　①　　②

B：そりゃー身近な法事は苦痛だろう
　　　　　③

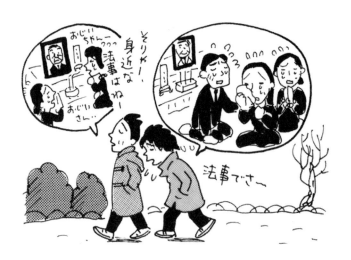

①母指内転筋, ②母指外転筋
③短母指屈筋

- 足の屈筋群は,母指球筋,小指球筋および中足筋に分類される。
- 手の母指球筋との区別:法事は正座して行うこともあるので,足(および下腿)が痺れている人がいそうな話は「足の母指球筋」の語呂合わせであると記憶しよう。

法事(ほうじ):死者の追善供養のために行う仏教の行事。

[語呂合わせの解説]
「法事で泣いている人がいた」と伝えられた友人は,「近親者の法事は辛いものだ」と語った。

足の小指球筋

> 河岸(かし)の方でも <u>商事が移転</u>
> ①
>
> <u>身近な商事</u>とくっついて
> ②
>
> やっぱり <u>小事(しょうじ)</u>で対立だ
> ③

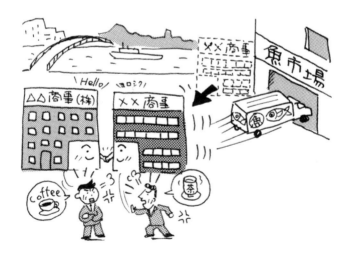

第3部 筋系 157

「下肢の方」においても，小指球筋に分類されるのは，次の筋である。
①小指外転筋
②短小指屈筋
③小指対立筋

- 手の小指球筋には，同名の筋（3種類）のほかに短掌筋(たんしょうきん)がある。
- 「小指対立筋は，短小指屈筋の一部である」と解釈されることもある。その場合には「身近な商事とくっついた」と覚えるとよい。

河岸(かし)：かわぎしに立つ市場，とくに魚市場をいう。
小事(しょうじ)：さほど重要でないこと。

[語呂合わせの解説]
城市(じょうし)（城下町）の方にあった〇〇商事が移転したのに続き，河岸(かし)の方にあった××商事も移転してしまった。××商事は，その後，近くにあった別の商事会社と合併したが，やはり些細(ささい)なことで対立している。

中足筋

「男子靴」
足底法を無視してるので
履いて行くのは酷寒用(こっかん)

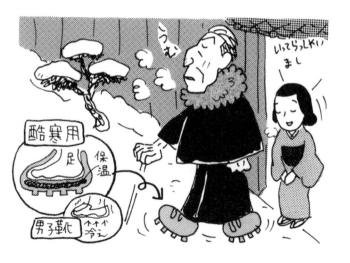

①__短__指屈筋
②__足底__方形筋,　③__虫__様筋
④__背側__骨間筋,　⑤__底側__骨間筋

- 手の骨間筋が背側と掌側とに分けられるのに対して，足の骨間筋は背側と底側とに分けられる。

酷寒(こっかん)：厳しい寒さ。ひどい寒さ。

[語呂合わせの解説]
1年中雪と氷に覆(おお)われた○○国でのお話：ようやく足底法(足の裏から体温が逃げるのを防止するために，靴底には断熱材を使用しなければならないという法律)が制定されたが，通常の男性用の靴では，ほとんど守られていない。そのため，作家のS氏は，外出時には「酷寒(こっかん)用」と表示してある靴を履(は)くことにしている。

後頭下三角

> <u>好投かーさんは</u>
> ①
> <u>代行等の貯金から</u>
> ②
> <u>上等謝金や下等謝金</u>
> ③　　　　　④

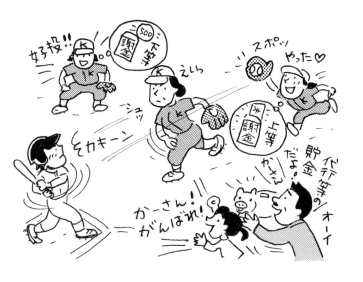

①**後頭下三角**：
②**大後頭直筋**
③**上頭斜筋**，④**下頭斜筋**

- 後頭下神経（第1頸神経の後枝）は，後頭下三角から出てくる。

［語呂合わせの解説］
運転代行業などで生計を立てている私の母は，草野球チームの監督で，主力ピッチャーでもある。気前のいい母は，自分が登板して勝利投手になると，貢献度に応じて選手たちに報奨金を与えている。

腰三角

葉さんは
①

後輩の外車で
② ③

猟に
④

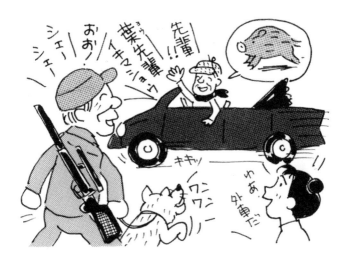

①<u>腰三角</u>：
②<u>広背筋</u>，③<u>外腹斜筋</u>
④<u>腸骨稜</u>

- 広背筋の線維の一部は，腸骨稜から起始する。
- 外腹斜筋の線維の一部は，腸骨稜に停止する。

[語呂合わせの解説]
日本で暮らす中国人の葉(よう)さんは，休日になると，後輩が運転する外車に乗って狩猟(しゅりょう)に出かける。

顎下三角

落下傘から
①

下をみて
②

ハラハラ
③ ④

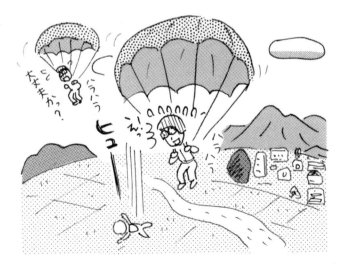

① <u>顎下三角</u>：
② <u>下</u>顎骨
③ 顎二腹筋の前<u>腹</u>，④ 顎二腹筋の後<u>腹</u>

- 顎下三角は，顎下腺を収める部位である。

[語呂合わせの解説]
私は，スカイダイビングでゆっくりと降下していた。その時，ふと下を見ると，まだパラシュートを開いていない仲間がいたので，彼が無事に着地するまで気が気ではなかった。

頸動脈三角

ケイ・ドーサンは巨乳だし
① ②

健康的で絶好調の上演だった
③

額(がく)に見合った幸福だ
④

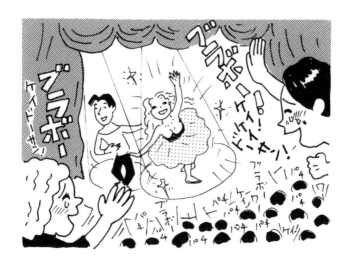

①**頸動脈三角**：
②**胸鎖乳突筋**
③**肩甲舌骨筋**の**上腹**
④**顎二腹筋**の**後腹**

- 肩甲舌骨筋には，上腹と下腹がある。
- 顎二腹筋には，前腹と後腹がある。
- 頸動脈三角は，総頸動脈が内頸動脈と外頸動脈とに分れる部位である。

［語呂合わせの解説］
グラマー女優，ケイ・ドーサンの若々しい演技は本当に素晴しかった。舞台公演のチケット代はかなり高額であったが，それに見合うだけの満足感は得られたと思う。

大腿三角

<u>大体</u>の参画者
①

<u>造形人体</u>を
②

<u>町内展示</u>の<u>方向</u>で
③　　　　　④

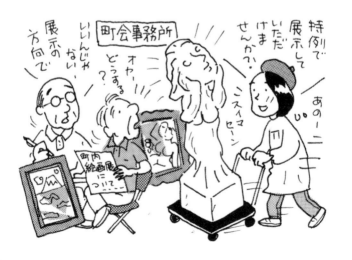

①<u>大腿三角</u>：
②<u>鼡径靭帯</u>
　そけい
③<u>長内転筋</u>，④<u>縫工筋</u>

- 大腿三角は，大腿静脈，大腿動脈および大腿神経が通過する部位である。
- 上記の構造物は，大腿三角で，内側から順に大腿静脈，大腿動脈，大腿神経と並んでいる。静脈，動脈および神経は，ラテン語ではVena，Arteria，Nervus（英語ではvein，artery，nerve）であるから，この順序はVANと覚えておくとよい。

参画：事業・政策などの計画に加わること。

［語呂合わせの解説］
町内で行われる絵画展に，「自分が作製した人体像を特例で出品させてほしい」という美大生からの要望があった。検討の結果，実行委員の多くは，彼女の作品を展示することに同意した。

外側腋窩隙

> **快速駅は過激**だが
> ① ②
>
> **大荘園**の
> ③
>
> **嬢**さん ちょっと **コツ**つかむ
> ④ ⑤

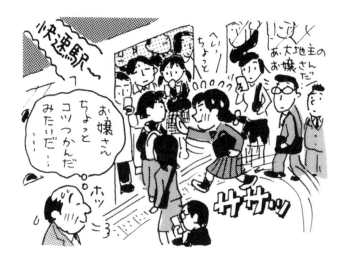

①**外側腋窩隙**：
②**大円筋**，③**小円筋**
④**上腕三頭筋の長頭**，⑤**上腕骨**

- 外側腋窩隙には，腋窩神経（腕神経叢の枝）と後上腕回旋動脈（腋窩動脈の枝）が通る。

荘園（しょうえん）：奈良時代から室町時代にかけて全国にみられた貴族や寺社の私有地。

[語呂合わせの解説]
快速電車が停まる駅はとても混んでいて，乗車するのにも一苦労である。この春から電車通学を始めたばかりの大地主の一人娘（地元では「大荘園のお嬢さん」と呼ばれている）は，そんな大混雑に苦労していたが，最近やっとうまく乗車できるようになったようだ。

第4部 内臓

粘膜の区分

> 年末の消費は
> ①
>
> こういう 仮装に
> ② ③

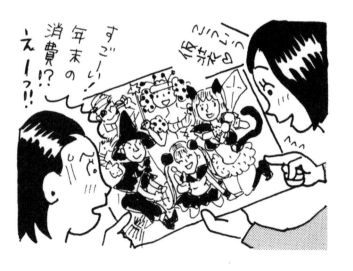

①粘膜上皮
②粘膜固有層, ③粘膜下層

- 粘膜固有層と粘膜下層との間には，通常，粘膜筋板が存在する。
- 粘膜上皮は上皮組織に，粘膜固有層と粘膜下層は支持組織（結合組織）に分類される。

［語呂合わせの解説］
「冬のボーナスを全部使って，こんなコスプレをするのです」。友人はそう言って，大胆な衣装を身にまとった人たちの写真を見せてくれた。

舌乳頭の種類

事情があって 遊郭つぐも
① ②

養生せよと 至情みせ
③ ④

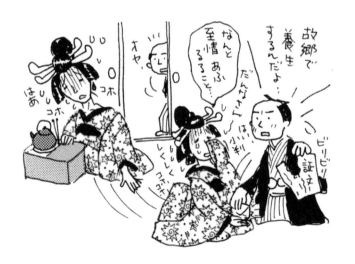

①<ruby>茸状乳頭<rt>じじょう</rt></ruby>, ②<ruby>有郭乳頭<rt>ゆうかく</rt></ruby>
③<ruby>葉状<rt>ようじょう</rt></ruby>乳頭, ④<ruby>糸状乳頭<rt>しじょう</rt></ruby>

- <ruby>茸状<rt>じじょう</rt></ruby>乳頭の「茸」の本来の読み方はジョウであるが，解剖学名としては慣用的に「ジ」と読むことになっている。

<ruby>至情<rt>しじょう</rt></ruby>：まごころ，ごく自然の人情

[語呂合わせの解説]
父親が亡くなったため，彼はやむなく遊郭の店を継ぐことになった。数日後，彼は店で働いている女性の顔色がよくないことに気づくと，「故郷に帰ってゆっくり休んできなさい」と言って証文を破り捨て，数十枚の小判が入った包みを彼女に手渡した。

大唾液腺

<u>がっかりしたか</u>
① ②

<u>時価</u>をみて
③

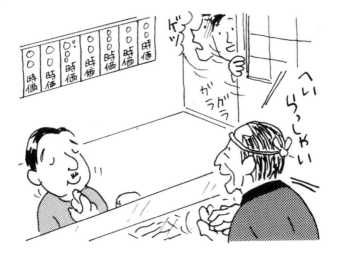

①<u>顎下腺</u>，②<u>舌下腺</u>
③<u>耳下腺</u>

- 顎下腺，舌下腺および耳下腺は，大唾液腺に分類される。
- 耳下腺は漿液腺(漿液を分泌する腺)であり，顎下腺と舌下腺は混合腺(漿液と粘液を分泌する腺)である。

[語呂合わせの解説]
さっき寿司屋に入って来た人が，もう出て行ってしまった。メニューに「時価」と書かれているのを見て，食べるのをあきらめたのだろうか。

小唾液腺

校外の行進で
①　　②

今日も舌戦
③　　④

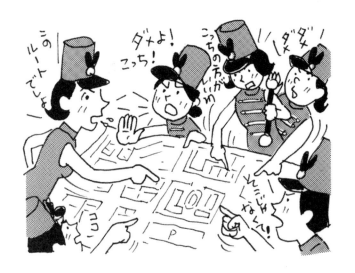

①<u>口蓋腺</u>，②<u>口唇腺</u>
③<u>頬腺</u>，④<u>舌腺</u>

- 大唾液腺(耳下腺・顎下腺・舌下腺)が形態的に独立した器官であるのに対して，小唾液腺(①～④)は，口蓋，口唇，頬および舌という器官の中に存在している。

[語呂合わせの解説]
弥生高校のマーチングバンド部は，学園祭の時にどのコースを通って街を行進するかについて，今日も口角泡を飛ばして激しく議論している。

ワルダイエルの咽頭輪

学生A：淫蕩を 時間いっぱい
　　　　①　　　②

校外で したぜ！
③　　　④

友　人：そこまでやったら悪だと言える
　　　　　　　　　　　　　⑤

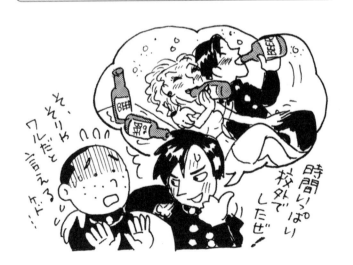

上方から順に
① <u>咽</u>頭扁桃，② <u>耳</u>管扁桃
③ <u>口</u>蓋扁桃，④ <u>舌</u>扁桃
→ ⑤ <u>ワルダイエル</u>の咽頭輪

- 「解剖学用語」第13版では，ワルダイエルの咽頭輪をリンパ性咽頭輪と呼んでいる。

[語呂合わせの解説]
それまでは真面目(まじめ)な学生だったAが，下校時に「ボクはこれから学校の外では悪(ワル)になる」と友人に告げた。次の日の朝，Aは教室で友人に会うと，直前まで自分がしていたことを自慢げに語った。そして，それを聞いた友人は，Aが本当の悪(ワル)になったことを認めた。

小腸の区分

〜筆野亜矢，筆野麻里姉妹の歴史小説「若き日の空海」より〜

> <u>12時だ</u>
> ①
>
> <u>食う かい</u>
> ② ③

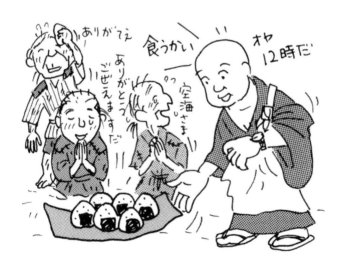

①<u>十二指腸</u>
②<u>空腸</u>，③<u>回腸</u>

- 十二指腸の名称は，指を12本横に並べた長さに相当することに由来する。
- 空腸の名称は，解剖した時にその部分が「空っぽ」であったことに由来する。

［語呂合わせの解説］
昔，僧侶の祥澄(しょうちょう)は，正午になると「12時だ，食うかい」と言いながら，工房で大志を抱いて働く貧しい人々に握り飯を配っていた。やがて，人々は彼を空海と呼ぶようになった。

結腸の区分

情交が 横行する 河港に S嬢
① ② ③ ④

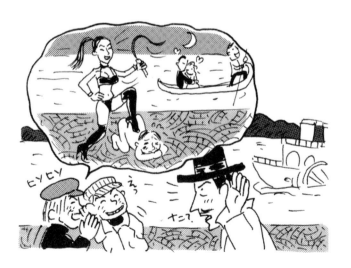

①<u>上行結腸</u>，②<u>横行結腸</u>，③<u>下行結腸</u>
④<u>S状結腸</u>

- 上行結腸と下行結腸は間膜をもたないが，横行結腸とS状結腸は間膜をもつ。

河港(かこう)：河口または河岸にある港。

［語呂合わせの解説］
愛の聖地として有名なその河港に，最近，S嬢が現われたという噂を耳にした。

結腸の特徴

棒おっきいあの人は
①

ヒモだと推測
② ③

半ケツ男
④

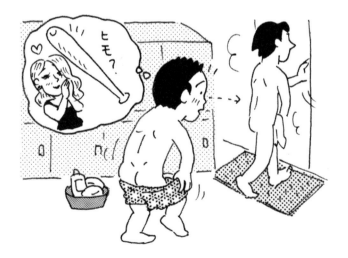

① 結腸膨起
② 結腸ヒモ，③ 腹膜垂
④ 結腸半月ヒダ

- ①〜③は結腸の外形的特徴であり，小腸と結腸とを区別する際に役立つ。

[語呂合わせの解説]
その男は，銭湯の脱衣場でパンツを脱ぎながら，向こうにいる人をチラッと見て想像を膨らませた。

結腸ヒモ

> <u>自由</u>に<u>寛大</u>な<u>日</u>もあった
> ① ② ③

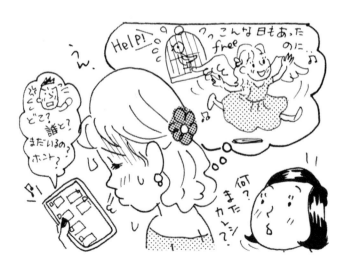

① **自由ヒモ**
② **間膜ヒモ**
③ **大網ヒモ**

- 結腸ヒモは，結腸の壁の縦走筋層がとくに発達した部分である。
- ３本の結腸ヒモは，盲腸の虫垂根部から始まり，上行結腸，横行結腸，下行結腸，S状結腸へと続いている。
- 大網ヒモは，横行結腸の部分で大網に付着している。
- 間膜ヒモは，横行結腸とS状結腸の部分で結腸間膜に付着している。

［語呂合わせの解説］
最近，ボーイフレンドの束縛に負担を感じるようになったＡ子さんは，気ままに行動することができた日々を懐かしく思った。

マイスネルの神経叢の別名

マイ・スネイルは
①

真っ赤です
②

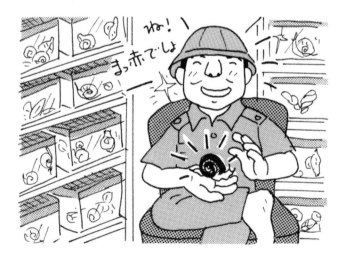

①<u>マイ</u>スネルの神経叢
→②<u>粘膜下</u>神経叢

- 教科書等の図で「マイスネルの神経叢」として示されているのは，神経叢そのものではなく，そこに存在する神経細胞体である場合が多い。
- マイスネルの粘膜下神経叢と呼ばれることもある。

snail（スネイル）：カタツムリの意味の英語。

［語呂合わせの解説］
あるカタツムリ収集家の自慢話です。

アウエルバッハの神経叢の別名

> バッハをかなでる
> ①
>
> 金管楽器
> ②

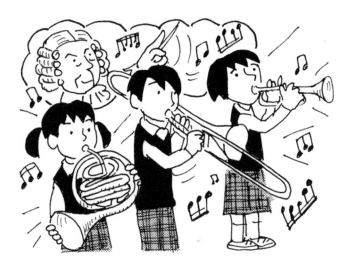

第4部 内臓　195

①アウエル<u>バッハ</u>の神経叢
→②<u>筋間</u>神経叢（筋層間神経叢）

- 教科書等の図で「アウエルバッハの神経叢」として示されているのは，神経叢そのものではなく，そこに存在する神経細胞体である場合が多い。
- アウエルバッハの筋間神経叢（筋層間神経叢）と呼ばれることもある。

［語呂合わせの解説］
小川さんたちは，バッハの名曲を金管楽器で演奏した。とても味わい深い演奏であった。

肝臓の葉

貫三は
①

左右に美女の
② ③ ④

ホッケー選手
⑤

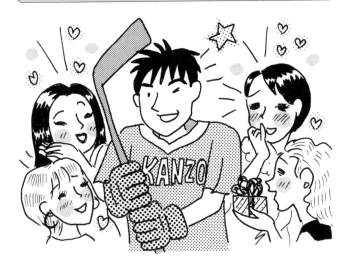

① <u>肝臓</u>：
② <u>左葉</u>，③ <u>右葉</u>，④ <u>尾状葉</u>
⑤ <u>方形葉</u>

- 肝臓には，右葉，左葉，尾状葉および方形葉が存在する。

［語呂合わせの解説］
ホッケー選手の貫三は，いつも周囲に大勢の美女をはべらせている。

副鼻腔

> 服BIG,
> ①
>
> 長兄は
> ②
>
> 市の学童の前途のために
> ③ ④ ⑤

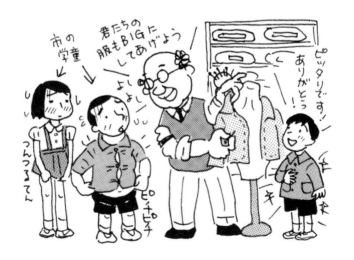

①<u>副鼻腔</u>：
②<u>蝶形骨洞</u>
③<u>篩骨洞</u>，④<u>上顎洞</u>，⑤<u>前頭洞</u>

- 篩骨洞は，篩骨蜂巣(ほうそう)とも呼ばれる。
- 副鼻腔の形態や大きさは，年齢や個体によって著しく異なる。

長兄(ちょうけい)：一番上の兄。

[語呂合わせの解説]
私の一番上の兄は仕立屋であるが，服のサイズ直しもしている。先日，彼は「最近の小学生は成長が早いので，買ったばかりの服がすぐ着られなくなってしまう」という話を聞いて，市内の小学生たちの服を無料で大きくしてあげた。

喉頭の主な軟骨

工場帰りに 競輪場
① ②

もうけて ヒレカツ コート買い
③ ④

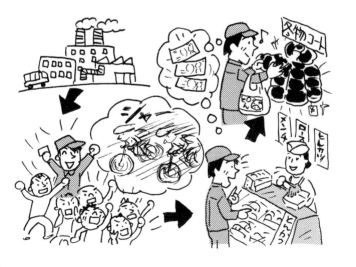

①<u>甲状軟骨</u>，②<u>輪状軟骨</u>
③<u>披裂軟骨</u>（ひれつ），④<u>喉頭蓋軟骨</u>

- 楔状（けつじょう）軟骨と小角（しょうかく）軟骨を加える場合には，「工場をやめて競輪の選手になった人の話」にして，次のように覚えるとよい。「<u>工場</u>やめて競<u>輪</u>場，かせいで<u>ヒレ</u>カツ・<u>コート</u>買い，<u>欠場</u>しないで，<u>昇格</u>だ」。

[語呂合わせの解説]
勝田さんは，工場の仕事が終った後に競輪場に立ち寄った。数時間後，彼は儲けたお金を持って江東区の商店街に行き，夕食用のおかずと冬用の衣類を買った。

壁側胸膜の区分

六十すぎれば
① ②

翁(おう)と書く
③

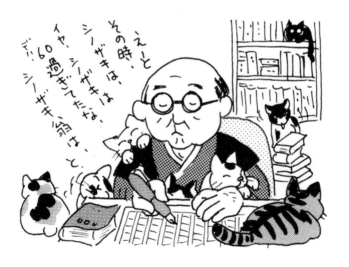

①<u>肋</u>骨胸膜, ②<u>縦</u>隔胸膜
③<u>横</u>隔胸膜

- 胸膜は, 肺胸膜(臓側胸膜)と壁側胸膜とに区分される。
- 壁側胸膜は, 肋骨胸膜, 縦隔胸膜および横隔胸膜に区分される。

[語呂合わせの解説]
その小説家は, 還暦を過ぎた男性の敬称には, 翁(おう)を使っている。

尿の産生と尿路

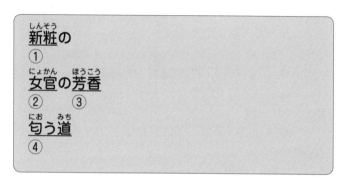

<u>新粧</u>の
①
<u>女官</u>の<u>芳香</u>
② ③
<u>匂う道</u>
④

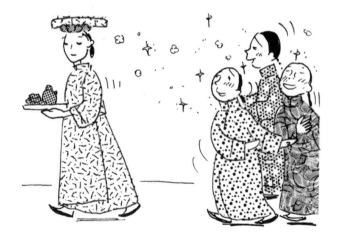

①**腎臓**
②**尿管**，③**膀胱**
④**尿道**

- 尿道の長さは，男性(16〜18cm)と女性(3〜4cm)で著しく異なる。

<ruby>新粧<rt>しんそう</rt></ruby>：新しい装い，化粧のしたて。
<ruby>女官<rt>にょかん</rt></ruby>：官職を持ち宮廷に使える女性。
<ruby>芳香<rt>ほうこう</rt></ruby>：良い香り。

［語呂合わせの解説］
化粧をしたばかりの美しい女官が通った道には，いつまでも良い香りが漂っていた。

マルピギー小体

> **まるい**ピギーは
> ①
>
> **豊満**な**子宮**から
> ②   ③

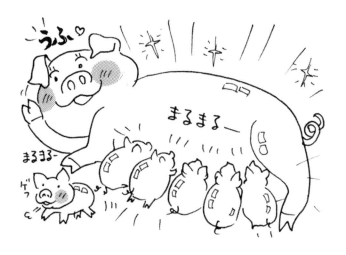

①マルピギー小体(腎小体)：
②ボウマン囊，③糸球体

- 一つの腎小体(マルピギー小体)と，それに続く一本の尿細管を「尿の産生と排泄の機能単位」と見なし，これを腎単位またはネフロンと呼んでいる。

piggy（ピギー）：子ブタの意味の英語。

［語呂合わせの解説］
まるくて可愛い子ブタちゃんは，母さんブタの大きく成長した子宮から生まれてくる。

男性の生殖器

正装で 政争状態 静観し
① ② ③

「せーの」と 前に立ちあがれ！
④ ⑤

能動的な 休戦するな！
⑥

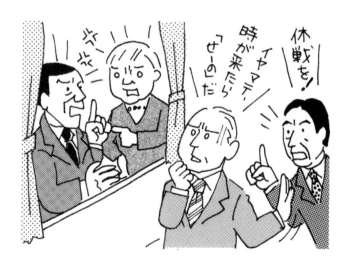

①<u>精巣</u>，②<u>精巣上体</u>，③<u>精管</u>
④<u>精嚢</u>，⑤<u>前立腺</u>
⑥<u>尿道球腺</u>

- 「解剖学用語」第13版(2007年)では，①〜⑥を外生殖器(陰茎など)と明確に区別するために，内生殖器と呼んでいる。

^{せいそう}
正装：儀式などに出るための正式な装い。
^{せいそう}
政争：政治上の主義・主張についての争い。

[語呂合わせの解説]
政争が起こった時の心得：「襟(えり)を正して，まずは状況を冷静に見つめ，時が来たら掛け声とともに立ち上がりなさい。決して自分から休戦を持ちかけてはいけません」という意味。

女性の生殖器

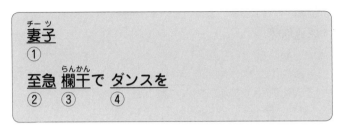

チーツ
妻子
①

至急 欄干で ダンスを
② ③ ④

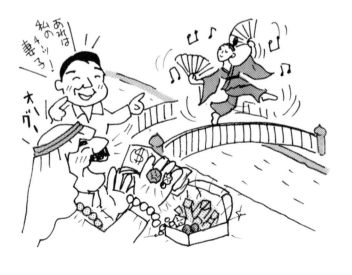

①<u>膣</u>

②<u>子宮</u>，③<u>卵管</u>，④<u>卵巣</u>

- 「解剖学用語」第13版(2007年)では，①〜④を外生殖器(陰核など)と明確に区別するために，内生殖器と呼んでいる。

妻子(チーツ)：妻の意味の中国語。
欄干(らんかん)：人が落ちるのを防ぐために，橋などの縁に柵状に作られた構造物。

[語呂合わせの解説]
踊りが大好きな王様は，「この欄干(らんかん)の上で踊った者に褒美(ほうび)を与える」と言った。その言葉を聞いた私の妻は，大急ぎで欄干に駆け上り，川へ落下する危険を恐れずに中国の古典舞踊を踊り始めた。彼女の勇気と美しい踊りに感動した王様は，約束通り彼女にたくさんの金銀財宝を与えた。

内分泌腺

福神漬の 工場で
① ②

唱歌しながら 仮睡して
③ ④

上司に 正体 ばれちゃった
⑤

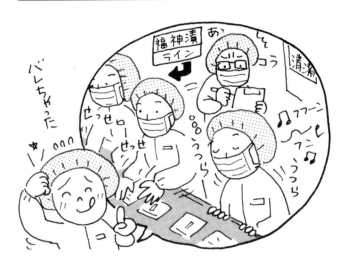

①副腎，②甲状腺
③松果体，④下垂体
⑤上皮小体

- ①〜⑤は，器官としての内分泌腺である。
- ①〜⑤以外にも，他の機能をもつ器官の中に含まれる細胞が内分泌を担当している場合がある。たとえば，外分泌腺に分類される膵臓では，内部に存在するランゲルハンス島の細胞が内分泌を行っている。
- 胸腺は，昔から内分泌腺に分類されてきた。しかし，「解剖学用語」第13版(2007年)では，脈管系(のリンパ系)に分類されている。

唱歌(しょうか)：歌をうたうこと。歌曲。
仮睡(かすい)：少しの間眠ること。うたた寝。

[語呂合わせの解説]
福神漬の工場で，いつものように鼻歌を歌いながら作業をしていると，うっかり居眠りをしてしまった。そのとき，たまたま上司が通りかかり，私が不真面目な社員であることを知られてしまった。

副腎皮質の区分

球場で
①

ショック状態
②

猛女隊
③

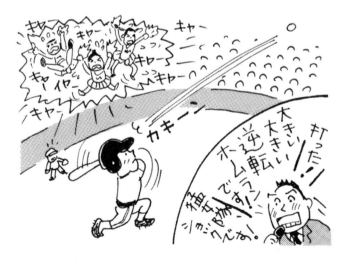

表層から順に
① <ruby>球状帯<rt>きゅうじょうたい</rt></ruby>
② <ruby>束状帯<rt>そくじょうたい</rt></ruby>
③ <ruby>網状帯<rt>もうじょうたい</rt></ruby>

- 3層は互いに移行し,境界は明瞭ではない。
- 3層のなかで束状帯が最も厚く,体積比は全皮質の80％を占める。

[語呂合わせの解説]
あと1人アウトにすれば試合終了という場面で,相手チームの4番バッターに逆転ホームランを打たれ,私設応援団,<ruby>猛女隊<rt>もうじょたい</rt></ruby>のメンバーたちは,その場に崩れ落ちてしまった。

第5部 脈管系

血液の有形成分

> 切迫の決勝，晩になる
> ①② ③

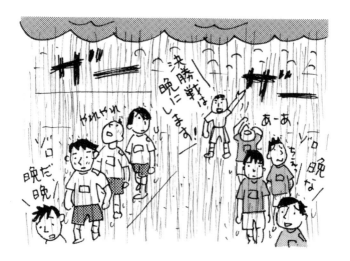

① <u>赤血球</u>
② <u>白血球</u>
③ <u>血小板</u>

- 血液は，血漿（約55％）と有形成分（約45パーセント）とで構成される。

［語呂合わせの解説］
あと数分で決勝戦が始まるという時に，突然大雨が降り出した。そのため，試合は日が暮れてから行われることになった。

顆粒白血球

か りゅう は
火龍 吐く
①

コチュに 降参
②　　　③

乞う 延期
④

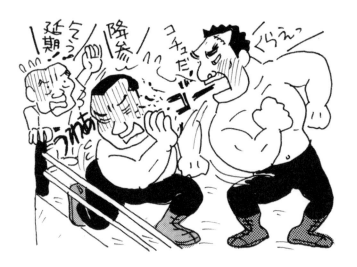

①顆粒白血球:
②好中球, ③好酸球
④好塩基球

- 白血球は,顆粒白血球と無顆粒白血球(リンパ球・単球)とに分類される。
- 顆粒白血球のうち,細胞質に含まれる顆粒が酸性の色素に染まるものが好酸球,塩基性の色素に染まるものが好塩基球,両方の色素に染まるものが好中球である。
- 無顆粒白血球(リンパ球・単球)は,「<u>リン</u> <u>ゴ</u> <u>パイ</u>(アップルパイ),<u>探求</u>」と覚えるとよい。

コチュ:唐辛子の意味の韓国語。コチュジャン(唐辛子味噌)などが有名である。

[語呂合わせの解説]
悪役プロレスラーの火龍(かりゅう)は,必殺技ドラゴン・ファイヤーを放った。この反則攻撃で顔面に大量のコチュを浴びた対戦相手は大打撃を受け,翌日に予定されていたタイトルマッチの延期を願い出た。

心臓の刺激伝導系

<u>同胞</u>の欠場に
①

<u>亡失</u>した<u>結束</u>
② ③

だが <u>プール</u>の<u>近影</u>で戦意わく
④

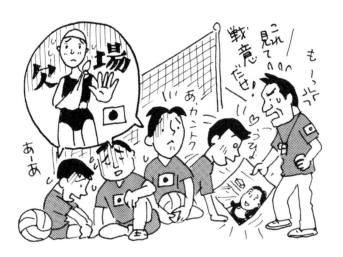

①洞房結節(キース・フラック結節)
②房室結節(田原結節)，③房室束(ヒス束)
④プルキンエ線維

- 房室束は，幹と脚(右脚・左脚)とに区分される。

亡失(ぼうしつ)：失いなくすこと。
近影(きんえい)：最近とった人物の写真。

[語呂合わせの解説]
金メダルを期待されていた同胞の女性スイマーが，怪我のために決勝戦を棄権したことを知り，男子バレーボールの選手たちは，動揺し団結力を失ってしまった。だが，監督から数日前にプールサイドで撮った彼女の写真を見せられると，彼らの闘争心に再び火がついた。

左冠状動脈の枝

佐官らの
①

前室監視で
②

開戦し
③

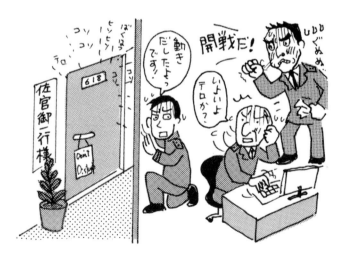

①<u>**左冠状動脈**</u>：
②<u>**前室間枝**</u>
③<u>**回旋枝**</u>

- 右冠状動脈には，回旋枝と呼ばれる枝はない。

佐官：大佐・中佐・少佐の総称。

[語呂合わせの解説]
退役軍人の回想録より：我々は，○○国の佐官たちが滞在しているホテルの部屋を向かいの部屋から監視していた。そして，彼らの不審な行動を察知し，ついに開戦を決意した。

上行大動脈の枝

> 女工大の
> ①
>
> 勘定
> ②

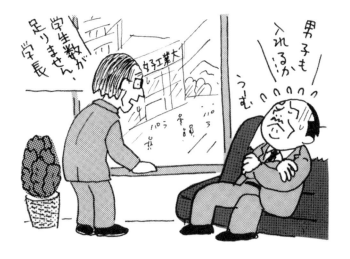

①上行大動脈：
②冠状動脈

- 上行大動脈の基部からは，左右の冠状動脈が出る。
- 冠状動脈は，「冠動脈」と呼ばれることもある。しかし，その場合には，肝動脈（総肝動脈・固有肝動脈）との区別が難しくなる。

［語呂合わせの解説］
学校法人○○女子工業大学は，少子化にともなう受験生の減少で経営が悪化したために，男子学生の受け入れを検討し始めた。

大動脈弓の枝

<u>ワンとほえ</u> <u>誘う計略</u>
 ①   ②

<u>ささ こっち</u>
 ③

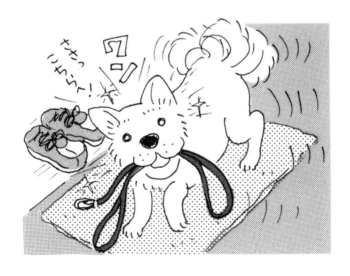

① <u>腕頭動脈</u>，② <u>左</u>(ひだり) 総頸動脈
③ <u>左</u>(ひだり) 鎖骨下動脈

- 腕頭動脈は，右総頸動脈と右鎖骨下動脈とに分れる。
- 左右の総頸動脈は，内頸動脈と外頸動脈とに分れる。

[語呂合わせの解説]
わが家の愛犬Qちゃんは，散歩をおねだりするのがとても上手だ。彼女のワンという鳴き声は，まるで「早くこちらに来て，私と一緒にお出かけしましょうよ」と言っているように聞こえるのだ。

外頸動脈の枝

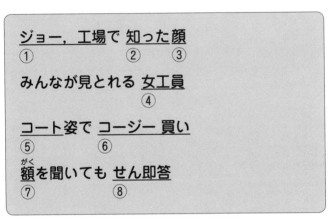

ジョー，工場で 知った顔
① ② ③

みんなが見とれる 女工員
④

コート姿で コージー 買い
⑤ ⑥

額(がく)を聞いても せん即答
⑦ ⑧

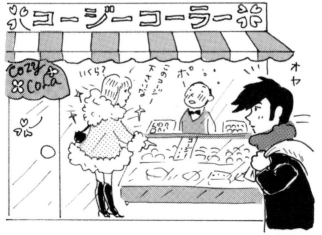

①<u>上甲</u>状腺動脈，②<u>舌</u>動脈，③<u>顔面</u>動脈
④<u>上行咽頭</u>動脈
⑤<u>後頭</u>動脈，⑥<u>後耳介</u>動脈
⑦<u>顎</u>動脈，⑧<u>浅側頭</u>動脈

- ①〜③は前壁から出る枝，④は内側壁から出る枝，⑤と⑥は後壁から出る枝，⑦と⑧は終枝である。
- ②と③は共通の幹から出ることがある。その場合は，舌顔面動脈という。

〜せん：〜しない。

[語呂合わせの解説]
ボクサーのジョーがデビュー前に働いていた工場には，とても魅力的な女性工員がいた。ある日，お気に入りのコートを着たその女性は，銀座コージー・コーラーの人気商品「コージー」を買おうとして，店員に値段を尋ねた。しかし，彼女の美しさに見とれていた店員は，すぐに答えることができなかった。

舌動脈の枝

舌骨上司の 舌禍によって
① ②

舌*廃止され 舌 震動
③ ④

*舌：ここでは牛タン（牛の舌）料理のこと。

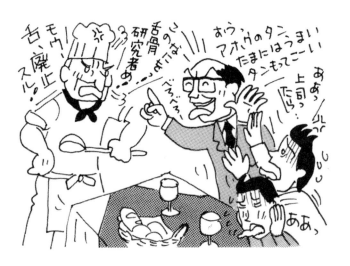

①<u>舌骨上枝</u>,②<u>舌下動脈</u>
③<u>舌背枝</u>,④<u>舌深動脈</u>

• 舌と舌骨は,舌骨舌筋(外舌筋の一つ)によって結ばれている。

舌禍(ぜっか):発言したことの内容が法律や他人の怒りにふれたために,災いにあうこと。

[語呂合わせの解説]
舌骨の研究をしている私の上司は,私が週に一度は通っている牛タン料理が美味しいレストランで,不適切な発言をしてしまった。そのため,シェフから二度と牛タン料理を作らないと宣言されてしまい,私の舌は怒りで震えた。

顔面動脈の枝
(1)：頸部から出る枝

乗降を 口外するなと 返答し
①　　　②

音がいいかと聞く 戦士
③　　　　　　　④

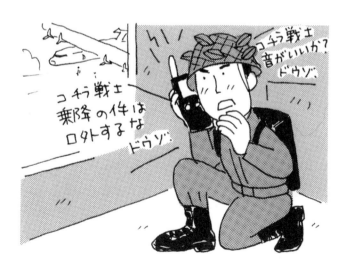

①上行口蓋動脈，②扁桃枝
③オトガイ下動脈，④腺枝

- 顔面動脈は，便宜上，頸部と顔面部とに分けられる。
- 扁桃枝は，口蓋扁桃に分布する。
- 腺枝は，顎下腺に分布する。

［語呂合わせの解説］
無線連絡で輸送機の乗組員の乗降について尋ねられた戦士は，そのことに関しては秘密にしておくようにと答えた。そして，電波の状態が気になったので，自分の声がよく聞き取れたかと聞いた。

顔面動脈の枝
(2)：顔面部から出る枝

過信は女神の
① ②
眼隠す
③

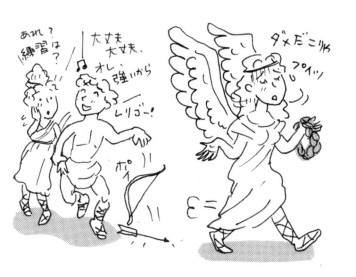

①<u>下唇動脈</u>, ②<u>上唇動脈</u>
③<u>眼角動脈</u>

- 眼角動脈は, 顔面動脈の終枝である。
- 眼角動脈は, 眼動脈(内頸動脈の枝)の枝である鼻背動脈と交通する。

[語呂合わせの解説]
勝利の女神(めがみ)は, がんばる人を暖かく見守っている。しかし, 自信過剰になって努力を怠ると, すぐに見放してしまう。

顎動脈の枝
（1）：下顎枝部から出る枝

〜磁界に固執した物理学者〜

> <u>真の磁界に</u> <u>前から</u> <u>固執</u>
> ① ② ②
>
> <u>中古をマークし</u> <u>カー疾走</u>
> ③ ④

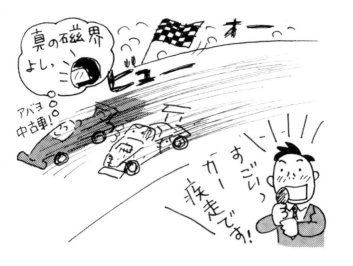

① <u>深耳介</u>動脈, ② <u>前鼓室</u>動脈
③ <u>中硬膜</u>動脈, ④ <u>下歯槽</u>動脈

- 顎動脈は,下顎枝部,翼突筋部および翼口蓋部に区分することができる。

[語呂合わせの解説]
物理学者の有磁は,「車を真の磁界に置けば,驚異的な加速力が得られる」という理論を学会で発表したが,誰も相手にしてはくれなかった。数年後,カーレースに出場した有磁は,ゴール直前に自分が運転する車に真の磁界を発生させ,マークしていた中古車を一瞬のうちに追い抜いた。

顎動脈の枝
（2）：翼突筋部から出る枝

〜京の掟〜

<u>親族</u>等を<u>拘禁</u>
① ②

<u>浴突禁止</u>の<u>京</u>
③ ④

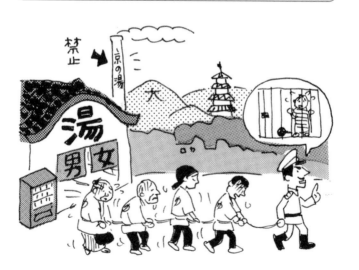

①深側頭動脈，②咬筋動脈
③翼突筋枝，④頬動脈

- 翼突筋部から出る枝は，主として咀嚼筋（側頭筋・咬筋・内側翼突筋・外側翼突筋）と頬筋に分布する。

拘禁（こうきん）：捕えて閉じ込めること。
浴突（よくとつ）：本書では浴場の煙突のこと。

［語呂合わせの解説］
当時，京の都では，街の景観を保護するという理由で，高い建物ばかりでなく，浴場の煙突を作ることさえも禁止されていた。銭湯を経営する高杉氏はその掟（おきて）を破り，新装開店した浴場に煙突を作ってしまったので，激怒した役人は高杉氏だけでなく親族や従業員までも逮捕してしまった。

顎動脈の枝
(3)：翼口蓋部から出る枝

〜院長の秘密〜

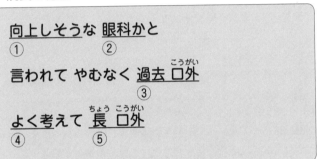

向上しそうな 眼科かと
① ②

言われて やむなく 過去 口外
③

よく考えて 長 口外
④ ⑤

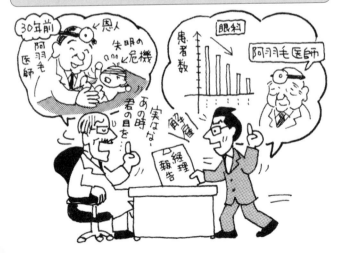

① <u>後上歯槽動脈</u>,② <u>眼窩下動脈</u>
③ <u>下行口蓋動脈</u>
④ <u>翼突管動脈</u>,⑤ <u>蝶口蓋動脈</u>

- 下行口蓋動脈は,大口蓋動脈と小口蓋動脈とに分れる。

[語呂合わせの解説]
某私立総合病院の経理を担当する倉木氏は,眼科の患者が激減していることを知り,「状況が変わらなければ,年老いた眼科医,阿羽毛氏(あうげ)を解雇したい」と院長に告げた。すると,院長は熟慮の末,生後間もない倉木氏を失明の危機から救ったのは,実は自分ではなく阿羽毛氏(あうげ)であったことを告白した。

浅側頭動脈の枝

顔面覆う 歯科戦士, 善事開始も 中速度。
① ② ③ ④

京子っつー眼科医は (=京子という眼科医は),
⑤

全同志つれて 登庁し。
⑥ ⑦

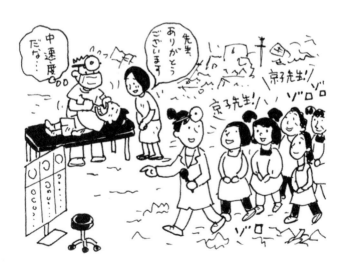

①**顔面横動脈**，②**耳下腺枝**
③**前耳介枝**，④**中側頭動脈**
⑤**頬骨眼窩動脈**
⑥**前頭枝**，⑦**頭頂枝**

• 前頭枝と頭頂枝は，浅側頭動脈の終枝である。

登庁：役人が官庁・役所に出勤すること。

[語呂合わせの解説]
歯科医のDさんは，激務が続いているにもかかわらず，週末に被災地を訪れ奉仕活動を始めた。しかし，目を覆うような悲惨な現状を前にして，作業は思ったほど速くは進まなかった。一方，被災地の役所で働いている眼科医の京子さんは，毎日，奉仕活動を申し出てくれた近所の人たちを連れて出勤していた。

鎖骨下動脈の枝

ついでに
①

無い胸 向上計画！
② ③

だがそれは碌(ろく)でもない計画だった
④

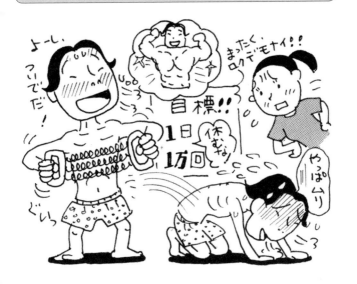

① **椎骨動脈**
② **内胸動脈**，③ **甲状頸動脈**
④ **肋頸動脈**

- 左右の椎骨動脈は頭蓋腔で合体し，脳底動脈となる。
- 肋頸動脈は，最上肋間動脈（2枝に分れ，第1，第2肋間隙を走行する）と深頸動脈とに分れる。

［語呂合わせの解説］
医師から「適度な運動をして血圧を下げるように」と言われたS君は，ついでに貧弱な上半身も鍛えようとトレーニングを始めた。しかし，計画がでたらめだったので，すぐに挫折してしまった。

甲状頸動脈の枝

> 加工場の 女工K
> ① ②
>
> 健康上の K王か
> ③ ④

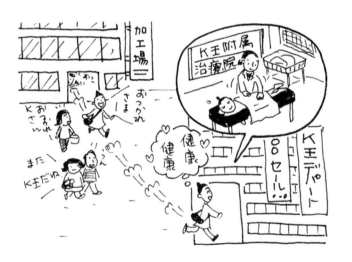

①<u>下甲状腺動脈</u>，②<u>上行頸動脈</u>
③<u>肩甲上動脈</u>，④<u>頸横動脈</u>

- 甲状頸動脈は，鎖骨下動脈の枝である。
- 頸横動脈は，直接鎖骨下動脈から出ることがある。

［語呂合わせの解説］
加工場で働いている女性工員のKさんは，最近，仕事が終るとすぐにK王百貨店に出かけて行く。そう言えば，Kさんは先日「全身の筋肉に疲れが溜(た)まっている」と言っていたので，彼女がK王百貨店に行くのは，付属の治療院でマッサージを受けるためかもしれない。

腋窩動脈の枝

再上京の 強拳法（きょうけんぽう）
① ②

概則胸に 健康化（がいそくむね）
③ ④

前後のジョー，王（ワン），開戦だ
⑤ ⑥

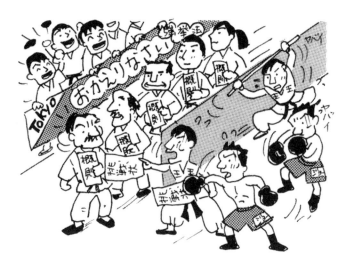

①**最上胸動脈**，②**胸肩峰動脈**
③**外側胸動脈**，④**肩甲下動脈**
⑤**前上腕回旋動脈**，⑥**後上腕回旋動脈**

- 腋窩動脈（鎖骨下動脈の続き）は，鎖骨下縁から大胸筋下縁に達し，ここで上腕動脈に移行する。

^{がいそく}
概則：おおよその規則。

[語呂合わせの解説]
「強拳法」と名のる武術集団が，東京に戻って来た。彼らは「強拳法」の概則を心に刻み，身心の健康化を目指すことによって，急速に勢力を拡大していった。すると，彼らと前後して東京に進出したボクサーのジョーと，中国武術家の王（ワン）氏は，自らが率いる団体の存続に危機感をいだき，この武術集団に挑戦状を叩（たた）きつけた。

胸大動脈の枝

機関士は 食堂車内で 女王格
① ② ③

第六感の 貫録か
④ ⑤

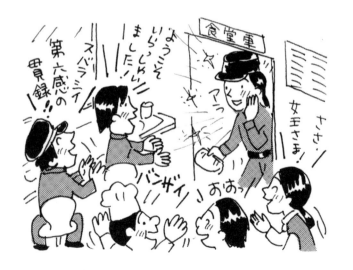

①**気管支動脈**，②**食道動脈**，③**上横隔動脈**
④**肋間動脈**，⑤**肋下動脈**

- ①と②は臓側枝で，③〜⑤は壁側枝である。
- 胸大動脈の枝には，このほかに心膜枝と縦隔枝がある。

[語呂合わせの解説]
その女性機関士は非常に勘が鋭く，その能力によって，今までに何度も周囲の人たちを危機から救っていた。ある日，休憩時間に彼女が食堂車に行くと，そこにいた従業員たちは彼女をまるで女王様のように扱った。やはり，第六感が優れている彼女の貫録がそうさせたのだろうか。

腹大動脈の枝
(1)：壁側枝

> 顔を描く人
> ①
>
> 養成中
> ②③

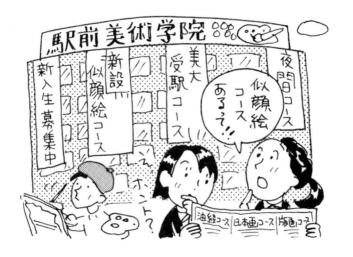

① <u>下横隔動脈</u>
② <u>腰</u>動脈, ③ <u>正中仙骨</u>動脈

- 腹大動脈の枝は,壁側枝と臓側枝とに分けることができる。

[語呂合わせの解説]
駅前の美術学院には,似顔絵の専門家を養成するための課程があるそうだ。

腹大動脈の枝
(2)：臓側枝

<u>不遇</u>でも
①

<u>情緒</u>あじわい <u>花鳥</u>をめでる
②　　　　　　③

<u>中福人</u>の <u>人生</u> 爽快
④　　　　⑤⑥

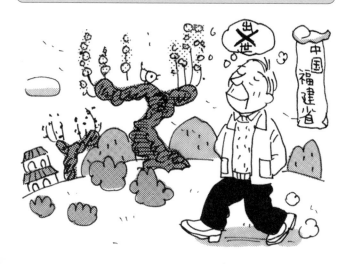

①<u>腹腔動脈</u>
②<u>上腸</u>間膜動脈，③<u>下腸</u>間膜動脈
④<u>中副腎動脈</u>，⑤<u>腎動脈</u>，⑥<u>精巣動脈</u>（女性では卵巣動脈）

- 腹大動脈は，第4腰椎の高さで左右の総腸骨動脈に分れる。

不遇(ふぐう)：才能を持ちながらも，めぐり合わせが悪くて世間に認められないこと。
花鳥(かちょう)：自然を楽しむ対象としての花や鳥。
中福人(ちゅうふくじん)：本書では「中国の福建省の人」という意味。

[語呂合わせの解説]
中国の福建省で暮らす○○さんは，出世には全く縁のない役人であった。しかし，情緒(じょうちょ)豊かで風流を好む彼の人生は，実にさわやかであった。

腹腔動脈の枝

> サイ
> ①
>
> 悲愴感
> ② ③

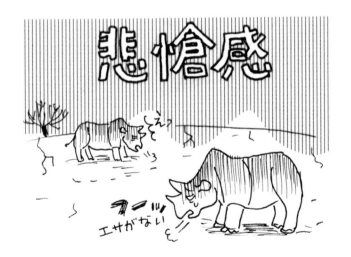

①<u>左胃動脈</u>
②<u>脾動脈</u>，③<u>総肝動脈</u>

- 腹腔動脈は，腹大動脈の枝である。
- 左胃動脈は，「さ・いどうみゃく」とも，「ひだり・いどうみゃく」とも読まれている。
- 左胃動脈は腹腔動脈の枝であるが，右胃動脈は総肝動脈（腹腔動脈の枝）の枝である。
- 「サイ悲壮感」が腹腔動脈の枝を表す語呂合わせであることを思い出すには，「空腹（のサイ）」から「腹腔」を連想するとよい。

［語呂合わせの解説］
野生動物保護団体の報告によると，地球温暖化の影響によって，ここ数年サイの餌(えさ)が激減しているために，彼らは絶滅の危機に瀕(ひん)しているらしい。

総肝動脈の枝

> 移住に 市長 Oui
> ①   ②
>
> そして 交友館
>   ③

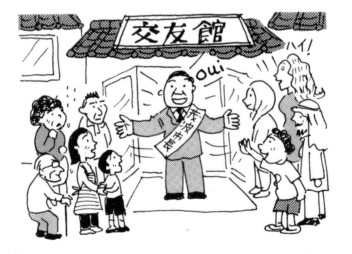

①胃十二指腸動脈，②右胃動脈
③固有肝動脈

- 総肝動脈は，腹腔動脈(大動脈の枝)の枝である。
- 左胃動脈は腹腔動脈の枝であるが，右胃動脈は総肝動脈(腹腔動脈の枝)の枝である。
- 右胃動脈は，「う・いどうみゃく」とも，「みぎ・いどうみゃく」とも読まれている。

Oui（ウイ）：英語のYes（イエス）に相当するフランス語。
交友：友として交際すること。

[語呂合わせの解説]
市議会は移住者の受け入れに反対したが，市長の茂波氏は申請が出されると独断で許可を与え続けた。そして，移住者と市民との親睦を図るために交友館を建設した。

内腸骨動脈の枝
(1): 壁側枝

> <ruby>重用<rt>ちょうよう</rt></ruby>されれば <ruby>凱旋<rt>がいせん</rt></ruby>も
> ① ②
> 閉鎖されれば <ruby>城下<rt>じょうか</rt></ruby>出ん
> ③ ④⑤

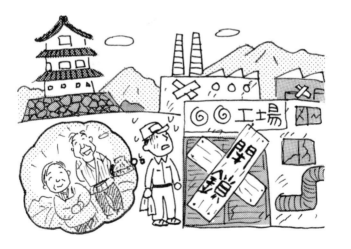

①**腸腰動脈**，②**外側仙骨動脈**
③**閉鎖動脈**，④**上殿動脈**，⑤**下殿動脈**

- 総腸骨動脈は，仙腸関節の前で内腸骨動脈と外腸骨動脈とに分れる。
- 内腸骨動脈の枝は，壁側枝と臓側枝とに分けられる。

重用(ちょうよう)：人を重く用いること。
凱旋(がいせん)：戦争に勝って帰ってくること。成功を収めて帰ってくること。
城下(じょうか)：城のあたり。城下町。

[語呂合わせの解説]
私は，ある城下町の工場で働いている。この職場で出世したら故郷に錦(にしき)を飾ることができると思っていたが，このまま工場が閉鎖されてしまったら，ここを出て故郷に戻ることはないだろう。

内腸骨動脈の枝
(2)：臓側枝

<u>再度した暴行を静観し</u>
① ②　　　③

<u>昼食ちょっとの ナイン「ブー！」</u>
④　　　　　⑤

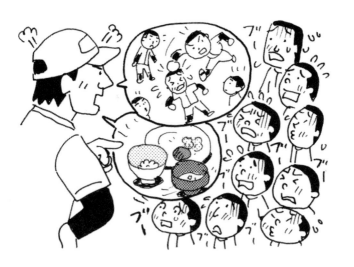

①臍動脈，②下膀胱(かぼうこう)動脈
③精管動脈(女性では子宮動脈)
④中直腸動脈，⑤内陰部動脈

- 臍動脈は，生後に大部分が退化して臍動脈索となる。しかし，一部は尿管枝として尿管に，上膀胱動脈として膀胱の上部および中部に分布する。

ナイン：野球チームのメンバー全員。1チームが9人で試合をすることから。

[語呂合わせの解説]
二度目の暴行を黙って見ていた罰として，昼ごはんの量を減らすと言われた野球部員たちは，一斉にブーイングを行った。

外腸骨動脈の枝

<u>禍福</u>の 壁 と
①

<u>慎重</u>な 改選
②

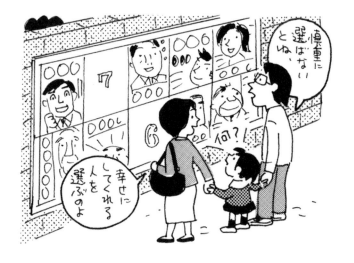

①下腹壁動脈
②深腸骨回旋動脈

- 下腹壁動脈(外側臍ヒダを作る)は，内胸動脈の枝である上腹壁動脈と吻合する。
- 外腸骨動脈は，大腿動脈に続く。

禍福(かふく)：災(わざわ)いと幸せ。

[語呂合わせの解説]
今回の選挙に立候補した人たちのなかには，私たちを幸せにしてくれる人もいれば，そうでない人もいるだろう。私は，彼らのポスターが貼ってある壁の前で，「今回こそ慎重な選択をしよう」と思った。

大腿動脈の枝

潜伏していた 船長 の 開戦 が
① ② ②

外因 となり
③

大体しんどい 加工室
④ ⑤

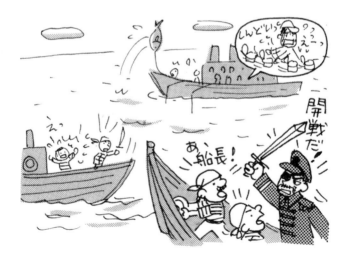

①<u>浅腹壁動脈</u>,②<u>浅腸骨回旋動脈</u>
③<u>外陰部動脈</u>
④<u>大腿深動脈</u>,⑤<u>下行膝動脈</u>

- 大腿動脈は,膝窩動脈を経て前脛骨動脈および後脛骨動脈に続く。

外因:物事について,外部から生じた原因。
しんどい:関西の方言。「つらい」,「苦しい」などの意味。

[語呂合わせの解説]
それまで身を潜めていた船長が姿を現し,敵国の船と戦闘を始めた。そのため,その海域で操業していたマグロ船の加工室では,苦しい作業をすることが多くなった。

門脈に加わる主な静脈

<u>非常時に</u>
①

<u>上</u>を<u>下</u>への<u>長官</u>マーク
② ③

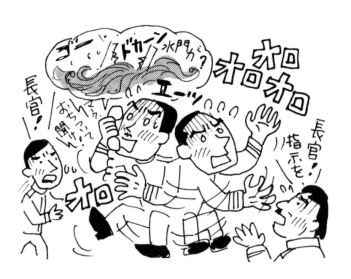

①<u>脾静脈</u>
②<u>上腸間膜静脈</u>，③<u>下腸間膜静脈</u>

- 下腸間膜静脈は，通常，脾静脈に注ぐ。
- 下腸間膜静脈は，上腸間膜静脈に注ぐこともある。また，上腸間膜静脈と脾静脈との合流角に注ぐこともある。

上を下へ：(上のものを下にし，下のものを上にする意から)混乱しているさま。

[語呂合わせの解説]
敵国の攻撃によって水門が破壊されたという情報が，国防長官のマークに伝えられた。だが，彼は気が動転してしまい，部下に適切な指示を出すことができなかった。

奇静脈と半奇静脈との位置関係

<u>機上にいるとき</u>
①

<u>フライト</u>中
②

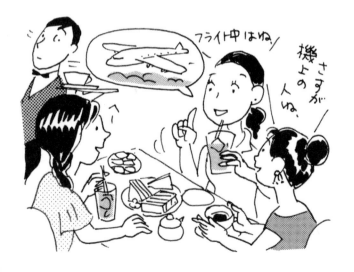

①奇静脈
→②右側(ライト)

- 奇静脈と半奇静脈の位置関係：奇静脈は右側に(半奇静脈は左側に)位置する。
- 奇静脈の「奇」は，奇数を表している。この静脈と対になる静脈が存在しないことによる。

[語呂合わせの解説]
航空会社の客室乗務員として働いている友人の祐子は，機内での仕事について話すとき「フライト中」という言葉をよく使う。

第6部 神経系

脳の区分

収納に
①
樟脳いれる
②
農閑期
③

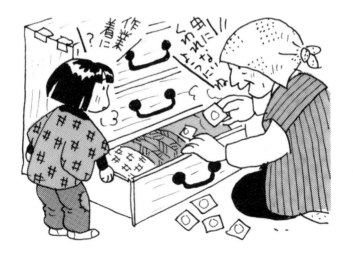

①終脳(大脳半球)
②小脳
③脳幹

- 脳幹は，間脳，中脳，橋(きょう)および延髄の総称である。

樟 脳(しょうのう)：クスノキから採った白い半透明の結晶。防虫剤などに用いられる。
農閑期(のうかん)：農作業のひまな時期。反対語は農繁期(のうはん)。

［語呂合わせの解説］
農閑期になると，農家の人々は大事な作業着を片づけ始める。作業着は翌年の田植えの時期まで箪笥(たんす)にしまって置くので，その間虫に食われないように，収納するときには必ず樟脳(しょうのう)を入れる。

大脳基底核

<u>レンズ</u><u>美女</u>
① ②

<u>全勝</u>
③

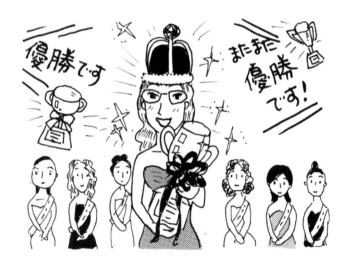

①レンズ核(被殻・淡蒼球)，②尾状核
③前障

- レンズ核は，被核と淡蒼球の総称である。
- 尾状核と被核は多数の線条を呈する灰白質で連絡しているので，両核を合わせて線条体という。
- かつては扁桃体も，大脳基底核に分類されていた。しかし，現在では，扁桃体は大脳辺縁系に分類されている。

[語呂合わせの解説]
メガネをかけた美しい女性(レンズ美女)がコンテストに出場し，すべての部門で優勝してしまった。

線条体の構成要素

<u>美女の比較は</u>
① ②

<u>戦場たい</u>（＝戦場である）
③

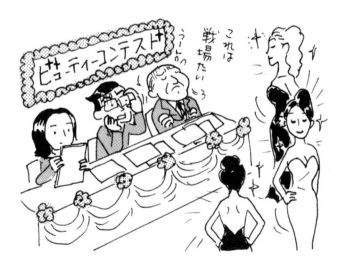

①**尾状核**，②**被殻**
→③**線条体**

- 尾状核と被殻(レンズ核の一部)の集合体は，線条体と呼ばれる。

〜たい：福岡などで用いられている方言。「〜だ」の意味。

[語呂合わせの解説]
美人コンテストの会場にて：世界各国から集まった美しい候補者を前にして，福岡県出身の審査員は，誰に一票を投じるべきか頭を悩ませていた。

脳幹の区分

~農閑期の娯楽~

<u>寒中の</u>
① ②

<u>共演</u>
③ ④

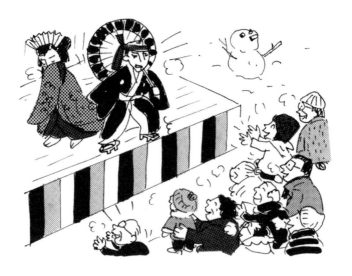

上方から順に
①間脳，②中脳
③橋，④延髄

- 脳は，形態学的に終脳（左右の大脳半球），脳幹および小脳に区分される。
- 中脳，橋および延髄は，機能の面で共通点が多い。そのため，この三者のみを脳幹と総称している教科書もある。

寒中（かんちゅう）：小寒の始めから大寒の終わりまでのおよそ30日間。新暦（太陽暦）の1月上旬～2月上旬ころ。

[語呂合わせの解説]
歌舞伎役者の團十郎と菊五郎は，芝居好きの農民たちから，農閑期（農作業のひまな時期）に村に来て芝居をするよう懇願（こんがん）された。熟慮の末，二人は彼らの願いを聞き入れ，小寒から大寒にかけてその村の舞台に立った。

中脳の区分

> 被害から
> ①
>
> 大のお客の
> ②
>
> 至急しる
> ③

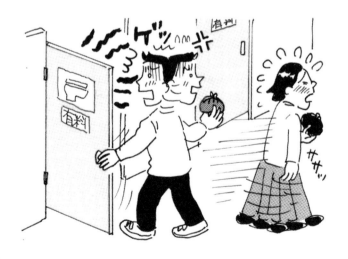

① <u>被蓋</u>
② <u>大脳脚</u>
③ 中脳蓋（<u>四丘体</u>）

- 中脳蓋は，一対の上丘と，一対の下丘が存在する部位なので，四丘体とも呼ばれる。

［語呂合わせの解説］
有料トイレの個室の中が，かなり汚れていた。さっきここを使用したお客さんは，かなり急いでいたのだろう。

小脳の区分

> 商(しょう)の王
> ①
>
> 阪急デパート
> ②
>
> 中部にも
> ③

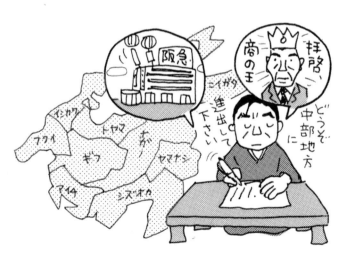

① <u>小脳</u>：
② <u>小脳半球</u>
③ <u>虫部</u>

- 虫部における「虫」とは，土中の虫(earthworm)すなわちミミズのことである。

[語呂合わせの解説]
中部地方に住む百貨店マニアの切なる願いである。

小脳核

<u>私情</u>をすてろ！
①

<u>戦場</u>なんだよ <u>球場</u>は！
②   ③

と<u>室長</u>が
④

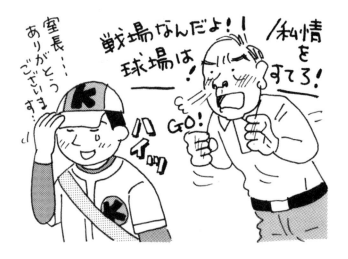

外側から順に

①<u>歯状核</u>
②<u>詮状核（せんじょうかく）</u>, ③<u>球状核</u>
④<u>室頂核（しつちょうかく）</u>

- 系統発生学的にみると，歯状核は小脳半球とともに新しく，その他の3核は虫部とともに古い。そのため，前者は新小脳核，後者は古小脳核と呼ばれる。

[語呂合わせの解説]
プロ野球の新人投手，加来次郎は，兄が4番バッターを務める球団との試合で先発することになった。彼が球場に向かうために寮を出ようとしたとき，彼の心中を察知した室長が，厳しい言葉で彼を励ましてくれた。

脳室系

装具の質は 観光の財産だから
① ② ③

注水 大事だっちゅう神官 (＝だと言う神官)
④ ⑤ ⑥

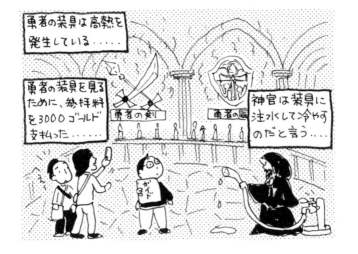

上方から順に
①<u>側脳室</u>，②<u>室間孔</u>，③<u>第三脳室</u>
④<u>中脳水道</u>，⑤<u>第四脳室</u>，⑥(脊髄の)<u>中心管</u>

- 左右の側脳室と第三脳室は，室間孔で結ばれている。
- 第三脳室と第四脳室は，中脳水道で結ばれている。
- 第四脳室には，正中口(1個)と外側口(1対)という出口があり，これによってクモ膜下腔と交通している。
- 第四脳室は，脊髄の中心管に続く。

そうぐ
装具：武装する場合に，身体に帯びる道具・武器。

[語呂合わせの解説]
ドラゴン王国の神殿に飾られている装具は「伝説の勇者」のものであると伝えられ，その美しさは多くの観光客を魅了している。神官の説明によれば，それらは高熱を発するために，放っておくと劣化して価値が下がる恐れがあるので，ときどき水を掛けて冷やしているのだそうだ。

脊髄の裂と溝

席は
①

前列に 孝行もの
②　　　③

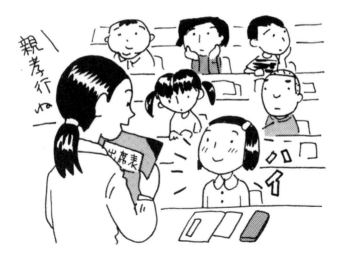

①脊髄：
②前正中裂，③後正中溝

- 脊髄は前正中裂と後正中溝によって，外観的に左右に区分される。
- 脊髄の左右には前外側溝と後外側溝があり，それらによって前索，側索および後索が区別される。

［語呂合わせの解説］
親孝行が奨励された時代には，孝行者と認められた生徒は表彰され，教室では最前列に座ることができた。

温度覚と痛覚の伝導路において神経細胞体が存在する部位

オンドル使えば
① ②

積雪あっても合格に支障なし
③ ④ ⑤

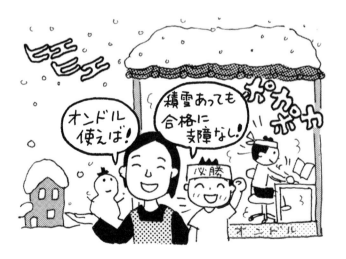

①<u>温度覚</u>（温覚・冷覚），②<u>痛覚</u>：
③<u>脊髄神経節</u>，④脊髄の灰白質の<u>後角</u>，⑤<u>視床</u>

- 脊髄神経が関与する温度覚と痛覚の伝導路において，神経細胞体（神経細胞の核がある部分）は，第1ニューロンでは脊髄神経節に，第2ニューロンでは脊髄の灰白質の後角に，第3ニューロンでは視床に存在する。

オンドル（温突）：コリア式の床暖房装置。

［語呂合わせの解説］
たとえ雪が降り積もって冷え込んだとしても，オンドルで部屋を暖めれば，快適な環境で受験勉強をすることができるので，必ず志望校に合格するでしょう。

脳神経（前半）

急死したとは どういうことか
① ②　　　　③

あんなに 活躍 してたのに
　　　　④

ああ 私の サンシャイン
　　　　⑤

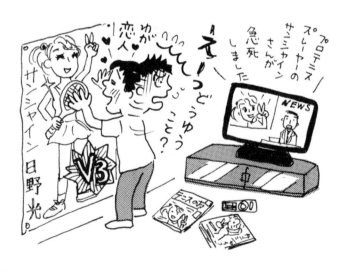

①嗅神経，②視神経，③動眼神経
④滑車神経
⑤三叉神経（眼神経・上顎神経・下顎神経）

- 第4脳神経が支配する筋は，滑車によって運動の方向を変えるので，かつてMusculus trochlearis（滑車筋）と呼ばれていた。第4脳神経は，この筋を支配するので，Nervus trochlearis（滑車神経：意訳すれば滑車筋神経）と名づけられた。
- Nervus trochlearis（滑車神経）という名称は，支配する筋の名称がMusculus obliquus superior（上斜筋）になっても変更されなかった。
- 三叉神経は，第5脳神経である。そのため，三叉神経の第1枝（眼神経）はV_1，第2枝（上顎神経）はV_2，第3枝（下顎神経）はV_3と表記されることがある。

［語呂合わせの解説］
「恋人のサンシャインが急死した」という知らせが，彼のもとに届いた。

脳神経（後半）

<u>外</u>ならぬ あなたのために いつぞやは
⑥

<u>顔</u>を<u>耳</u>まで あからめて
⑦　⑧

<u>舌</u>さえもつれて <u>迷</u>いがち
⑨　　　　　　⑩

<u>不幸</u>なやつよと <u>絶句</u>する
⑪　　　　　　⑫

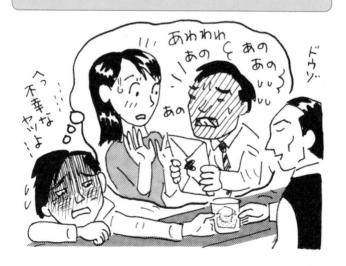

⑥**外転神経**
⑦**顔面神経**,⑧**内耳神経**
⑨**舌咽神経**,⑩**迷走神経**
　ぜついん
⑪**副神経**,⑫**舌下神経**

- 第6脳神経が支配する筋は,かつてMusculus abducens(外転筋)と呼ばれていた。第6脳神経は,この筋を支配するので,Nervus abducens(外転神経:意訳すれば外転筋神経)と名づけられた。
- Nervus abducens(外転神経)という名称は,支配する筋の名称がMusculus rectus lateralis(外側直筋)になっても変更されなかった。

[語呂合わせの解説]
彼は,必死の思いで彼女に愛を告白したときのことを思い出した。そして,深い悲しみのため,それ以上言葉を発することができなかった。

眼神経の枝

美模様の鯛の前途に
① ②

涙腺ゆるむ
③

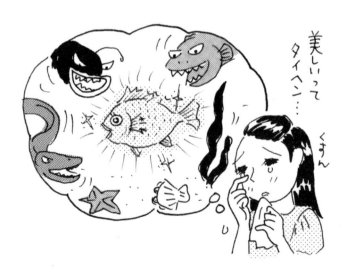

①<u>鼻毛様体神経</u>，②<u>前頭神経</u>
③<u>涙腺神経</u>

- 眼神経は，三叉神経（第5脳神経）の第1枝である。
- 眼神経は第5脳神経の第1枝なので，V_1と表記される場合がある。
- 眼神経の枝には，上記（①〜③）以外に，テント枝（小脳テントに分布する知覚枝）がある。

[語呂合わせの解説]
魚類学者のS氏によれば，美しい模様の鯛は，その美しさが仇（あだ）となって他の魚に捕食されやすいらしい。彼女はそのような鯛の存在を知った時，彼らの将来が目に浮かび，悲しい気持ちになってしまった。

上顎神経の枝

<u>眼科から</u>
①

<u>今日コツつかむぞと</u>
②

<u>欲口外</u>
③

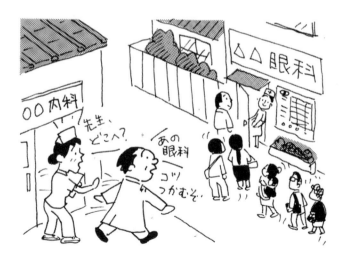

① **眼窩下神経**
② **頬骨神経**
③ **翼口蓋神経**

- 上顎神経は，三叉神経（第5脳神経）の第2枝である。
- 上顎神経は第5脳神経の第2枝なので，V_2 と表記される場合がある。
- 上顎神経の枝には，①～③のほかに硬膜枝（中硬膜枝とも呼ばれる）がある。

［語呂合わせの解説］
「今日は休診にして，△△眼科に行って来る」と突然言い出した開業医のD氏に，看護師はその理由を尋ねた。するとD氏は，「評判の良いその眼科医院から成功の秘訣を学び取り，自分の医院も流行らせたいのだ」と本音を語った。

下顎神経の枝（前半）

～大金獲得の巻～

| 公金もらった親族等 |
| ① ② |
| 内職やめて外食産業 |
| ③ ④ |

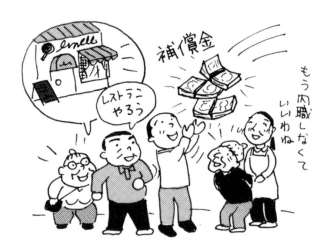

①<u>咬筋神経</u>,②<u>深側頭神経</u>
③<u>内側翼突筋神経</u>,④<u>外側翼突筋神経</u>

- 下顎神経は,三叉神経(第5脳神経)の第3枝である。
- 下顎神経は第5脳神経の第3枝なので,V_3と表記される場合がある。
- 眼神経(三叉神経の第1枝)と上顎神経(第2枝)が知覚性(感覚性ともいう)であるのに対して,下顎神経(第3枝)は混合性(運動性+知覚性)である。
- ①〜④は,咀嚼筋(咬筋・側頭筋・内側翼突筋・外側翼突筋)を支配する神経である。

[語呂合わせの解説]
国から多額の補償金を受け取った親戚の人たちとその仲間は,それまでしていた内職をやめて,共同でレストランを経営することにした。

下顎神経の枝（後半）

〜厳しい現実の巻〜

> <u>今日</u>はダメ <u>次回即答</u>するからと
> ⑤　　　　⑥
> <u>舌</u>でごまかす <u>河岸相場</u>
> ⑦　　　　　⑧

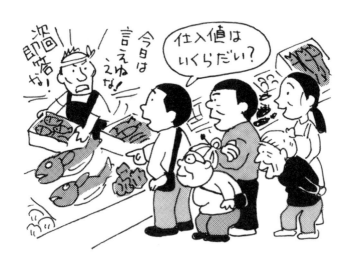

⑤<u>頬神経</u>，⑥<u>耳介側頭神経</u>
⑦<u>舌神経</u>，⑧<u>下歯槽神経</u>

- 下顎神経の枝には，①〜⑧のほかに，硬膜枝（脳硬膜に分布する知覚枝），口蓋帆張筋神経（口蓋帆張筋を支配する），鼓膜張筋神経（鼓膜張筋を支配する）がある。
- 下歯槽神経の枝である顎舌骨筋神経は，顎舌骨筋と顎二腹筋の前腹を支配する。

河岸（かし）：かわぎしに立つ市場。とくに魚市場をいう。
相場（そうば）：市場で取引されるその時々の商品等の値段。

[語呂合わせの解説]
レストランを経営しようと思った親戚の人たちとその仲間は，スーパーに出かけ，魚売り場の店員に仕入値段を訊ねた。しかし，その店員は企業秘密を教えてはくれなかった。

下顎神経が支配する咀嚼筋以外の筋

<u>班長</u>の<u>学説</u>に<u>誇張</u>なく
① ② ③

<u>全幅</u>の信頼
④

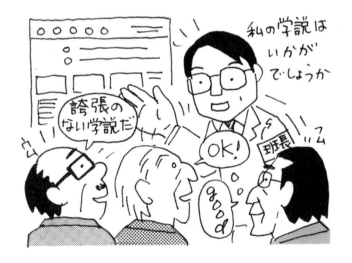

①口蓋帆張筋，②顎舌骨筋，③鼓膜張筋，④顎二腹筋の前腹

- 下顎神経は，混合性（運動性＋知覚性）の神経である。
- 下顎神経は，咀嚼筋（咬筋・側頭筋・内側翼突筋・外側翼突筋）のほかに，①〜④を支配する。
- 顎二腹筋の前腹を支配するのは下顎神経であるが，後腹を支配するのは顔面神経である。

［語呂合わせの解説］
研究チームの班長が提唱した学説には，しっかりとした裏づけがあった。そのため，彼の学説に異議を唱える者は一人もいなかった。

顔面神経の枝
（1）：顔面神経管の壁から出る枝

大きく衰退したけれど
①

アブラ身とるならコサック・ダンス
②　　　　　　　③

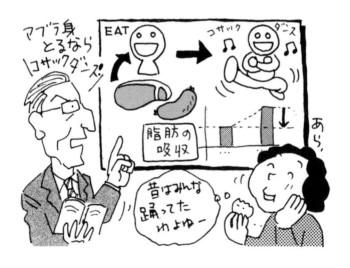

①<u>**大錐体神経**</u>
②<u>**アブミ**</u>**骨筋神経**，③<u>**鼓索神経**</u>

- 大錐体神経と鼓索神経には，副交感性の線維が含まれている。
- 上記の神経(①～③)以外に，顔面神経管からは，「鼓室神経叢との交通枝」という名称の枝が出る。

[語呂合わせの解説]
数年前に大ブームとなったコサック・ダンスは，今ではすっかり人気がなくなってしまった。しかし，評論家のS氏は，「脂身を食べた後にコサック・ダンスを踊れば，脂肪の吸収を抑えることができる」と主張している。

顔面神経の枝
（2）：茎乳突孔の下から出る枝

「乞う自戒」に 腹筋し
　①　　　　②

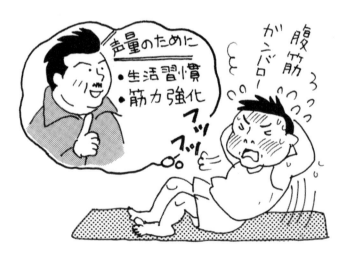

①後耳介神経
②二腹筋枝

- 茎乳突孔は，顔面神経管の下端部の名称である。
- 二腹筋枝は顎二腹筋の後腹を支配する。ちなみに，前腹を支配するのは顎舌骨筋神経[下歯槽神経(下顎神経の枝)の枝]である。
- 顔面神経は，①と②を出した後に，耳下腺神経叢を形成する。

[語呂合わせの解説]
「声量が不足しているので，不規則な生活習慣を改めて筋力を強化するように」と指摘された声楽科の学生F君は，翌日から必死で腹筋を鍛え始めた。

顔面神経の枝
(3)：耳下腺神経叢から出る枝

即答の 京交通は 今日禁止
① ② ③

価格の円を 軽視して
④ ⑤

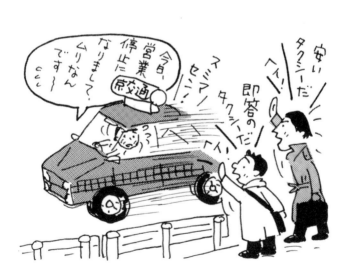

①<u>側頭</u>枝,②<u>頬骨</u>枝,③<u>頬筋</u>枝
④<u>下顎縁</u>枝,⑤<u>頸</u>枝

- 上記の枝以外に,舌枝が存在することがある。

[語呂合わせの解説]
タクシー会社「京交通(きょうこうつう)」は,乗客の質問にすぐに答えてくれることで人々に愛されていた。しかし,監督省庁の指導に逆らって独自の料金設定を行ったために,先ほど営業停止処分を受けてしまった。

第1・第2・第3頸神経の後枝

友人：好投か？
　　　①

私　：大好投！ 大さん好投しています!
　　　②　　　③

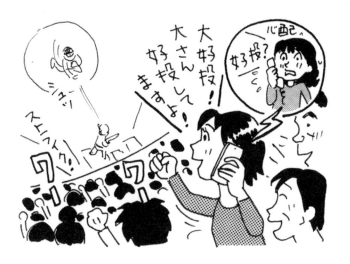

①<u>後頭下神経</u>
②<u>大後頭神経</u>，③<u>第三後頭神経</u>

- 後頭下神経，大後頭神経および第三後頭神経は，それぞれ第1，第2および第3頸神経の後枝である。

［語呂合わせの解説］
大二郎さんのピッチングを心配して電話を掛けてきた友人に対して，私は大二郎さんが大活躍していると伝えた。

頸神経叢の枝

> KO そんなに 大事かい
> ①   ②
>
> 翔子と戦う 鎖骨ジョー
> ③   ④
>
> 首輪撫でてる お客さん
> ⑤   ⑥

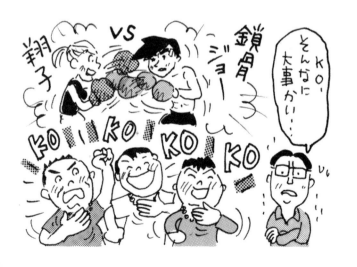

①<u>頸横神経</u>，②<u>大耳介神経</u>
③<u>小後頭神経</u>，④<u>鎖骨上神経</u>
⑤<u>頸神経ワナ</u>，⑥<u>横隔神経</u>

- ①〜④は皮枝で，⑤〜⑥は筋枝である。
- 後頸筋（椎前筋群・斜角筋群）は，頸神経叢の枝に支配される。しかし，それらの枝には「〜神経」という名称は付けられていない。

[語呂合わせの解説]
新人ボクサーの鎖骨ジョーは，無性別級世界チャンピオン，翔子との戦いで，KO勝ちを目指して序盤から激しいパンチを繰り出していた。また，大勢の観客もジョーのKO勝ちを望み，首輪を撫でて（叩きのめせ，という合図），彼に声援を送っていた。これは，冷静に試合を見ていた一人の評論家が，その時に呟いた言葉である。

腕神経叢の枝
(1)：鎖骨上部から出る枝

> <u>ケン後輩</u>の <u>調教</u>は
> ① ②
> <u>課金</u>に見合う <u>健康上</u>の <u>効果</u>はないが
> ③ ④ ⑤
> <u>起用</u>はいいと <u>内外</u>が <u>胸襟</u>ひらく
> ⑥ ⑦⑧

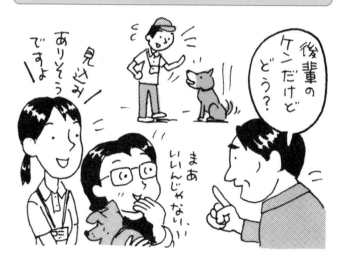

①<u>肩甲背</u>神経，②<u>長胸</u>神経
③<u>鎖骨下筋</u>神経，④<u>肩甲上</u>神経，⑤<u>肩甲下</u>神経
⑥<u>胸背</u>神経，⑦<u>内側胸筋</u>神経，⑧<u>外側胸筋</u>神経

- 腕神経叢は，便宜上，鎖骨上部と鎖骨下部とに区分される。
- 腕神経叢の区分は，教科書によって少し異なる場合がある。本書での区分は，「解剖学用語」第13版（2007年）の記載に従った。
- 「解剖学用語」第12版（1987年）では，⑤〜⑧が鎖骨下部の枝として記載されている。

課金(かきん)：料金を課すること。課せられた料金。
胸襟(きょうきん)を開く：心の中をうちあける。

［語呂合わせの解説］
後輩のケンが失業したので，私が経営しているドッグ・トレーニングセンターで働いてもらうことにした。数週間後，彼の評判を聞いてみたところ，まだ調教料金に見合うだけの効果はあげていないが，彼を起用した私の判断は間違っていなかったと，従業員や会員が率直な意見を述べてくれた。

腕神経叢の枝
(2)：鎖骨下部から出る枝

<u>金貨</u>は <u>内職</u>の <u>腕前</u>でかと
① ② ③

<u>正</u>しい<u>尺度</u>で <u>問</u>う <u>易者</u>
④ ⑤ ⑥ ⑦

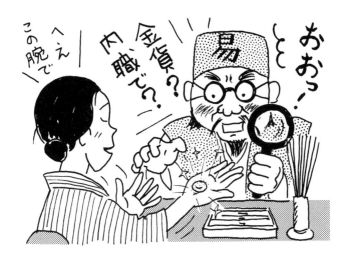

①<u>筋皮</u>神経，②<u>内側</u>上腕皮神経，③内側<u>前</u>腕皮神経
④<u>正</u>中神経，⑤<u>尺</u>骨神経，⑥<u>橈</u>骨神経，⑦<u>腋</u>窩神経

- 尺骨神経はラテン語名のNervus ulnaris（英語名はulnar nerve）に，橈骨神経はNervus radialis（英語名はradial nerve）に対応する日本語名である。形容詞ulnarisとradialisは，ここでは前腕における尺骨神経と橈骨神経（の浅枝）との相対的な位置関係（尺側の・橈側の）を示していると考えられる。
- 正中神経における「正中」は，「前腕における中央部」を示していると考えられる。

［語呂合わせの解説］
昔，ある女性が，勤めをやめて割のいい内職に専念すべきかを，よく当たると評判の易者に占ってもらった。その謝礼として金貨を手渡された易者は，あまりの高額な支払いに驚いて「内職で金貨を稼げるくらいの腕前があるのか」と彼女に尋ねた。

胸神経の前枝

強震の前に はたらく
①

第六感
②

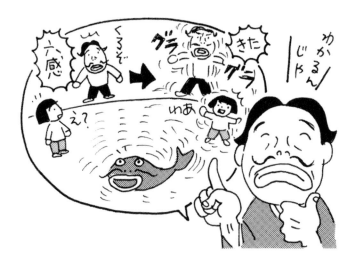

①胸神経の前枝
→②肋間神経

- 胸神経の前枝は，肋間神経と呼ばれる。
- 第1胸神経の前枝は主として腕神経叢の形成にあずかり，第1肋間隙には小枝を与えるのみである。
- 第12肋間神経は，第12肋骨の下縁に沿って走行するので，肋下神経とも呼ばれる。

［語呂合わせの解説］
自信家の生酢氏は，震度5以上の地震を予知する能力があると豪語している。

腰神経叢の枝

〜節約物語〜

<u>長歌</u>と <u>彫塑</u>を <u>引退し</u>
① ② ③

<u>外食費</u>も <u>だいたい</u> <u>閉鎖</u>
④ ⑤ ⑥

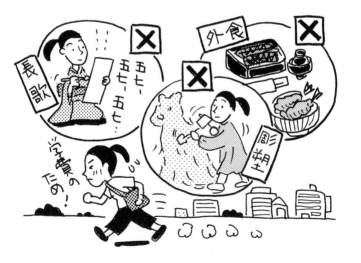

①**腸骨<u>下</u>腹神経**，②**腸骨<u>鼠</u>径神経**，③**陰部<u>大</u>腿神経**
④**<u>外側</u>大腿<u>皮</u>神経**，⑤**<u>大腿</u>神経**，⑥**<u>閉鎖</u>神経**

- 閉鎖神経の名称は，この神経が寛骨の閉鎖孔を通過することに由来する。

長歌(ちょうか)：和歌の一つの型。
彫塑(ちょうそ)：彫刻と塑像。

[語呂合わせの解説]
医療系の専門学校で学ぼうと決心した会社員の要子さんは，学費を捻出(ねんしゅつ)するために，長歌と彫塑の教室に通うのをやめ，外での食事も極力控(ひか)えることにした。

仙骨神経叢の枝

<u>商店</u>で <u>家電</u>みて
① ②

<u>コーヒー・ショップ</u>で <u>座談会</u>
③ ④

<u>陰</u>気な会では ありません
⑤

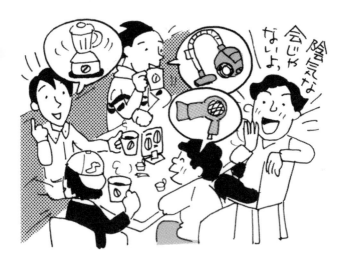

①<u>上殿</u>神経,②<u>下殿</u>神経
③<u>後</u>大腿<u>皮</u>神経,④<u>坐骨</u>神経
⑤<u>陰部</u>神経

- 仙骨神経叢の一部を陰部神経叢として独立させることがある。その場合,陰部神経は陰部神経叢の枝として扱われる。

[語呂合わせの解説]
某電気街で知り合った自称「家電評論家」たちが,喫茶店に集まって熱心に議論をしている。

陰部神経の枝

> <u>課長</u>，<u>区長の</u> <u>ええ印</u>偽造
> ① ②
> <u>職員</u>，気配で見破った
> ③

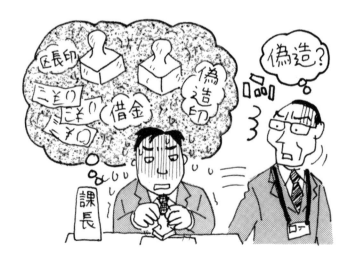

① **下直腸神経**，② **会陰神経**
③ **陰茎背神経（女性では陰核背神経）**

• 陰部神経は，仙骨神経叢の枝である。

ええ：関西の方言。「よい」，「いい」の意味。

[語呂合わせの解説]
関西の某区役所に勤務する課長は，借金で首が回らなくなり，区長の立派な印鑑を偽造して，不正にお金を引き出そうとした。しかし，ベテラン職員が，彼のおどおどした態度を不審に思い，その区長印が偽物であることを見破った。

副交感性の線維を含む脳神経

〜あの有名な「ブラザーズ」は，実は双子だったのです〜

土管から **顔面**
① ②

ツインの **迷走**
③ ④

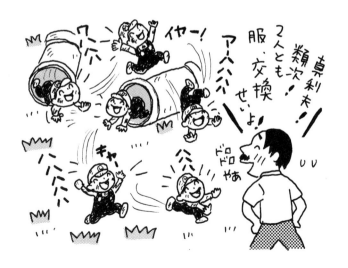

①動眼神経，②顔面神経
③舌咽神経，④迷走神経

- 動眼神経は上眼窩裂を，顔面神経は内耳孔を，舌咽神経と迷走神経は頸静脈孔を通過する。

〈副交感性であることを思い出すための話〉
元気な双子の兄弟はあちこち走り回ったので，泥まみれになって帰宅しました。彼らがそのまま家の中に入ろうとすると，玄関で待っていた父親が大声で叫びました。「服交換せい！」

［語呂合わせの解説］
二卵性双生児の真利夫と類次は，子供のころから土管の中を行ったり来たりして，スリル満点の冒険をしていた。

副交感性の線維を含む神経と,それに関係する神経節
(1):翼口蓋神経節

<u>大錐体は</u>
①

<u>よく郊外に</u>
②

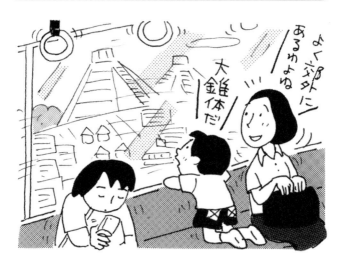

①<u>大</u>錐体神経
→②<u>翼</u>口蓋神経節

- 大錐体神経は，顔面神経（第7脳神経）の枝である。
- 大錐体神経に含まれる副交感性の線維は，翼口蓋神経節で次のニューロンにバトンタッチする。
- 大錐体神経の節後線維は，頬骨神経（上顎神経の枝）に合流し，その一部は，「頬骨神経との交通枝」という名称をもつ涙腺神経（眼神経の枝）の枝を経て，涙腺に向かう。

[語呂合わせの解説]
大きなピラミッド（大錐体）は，大昔から郊外に建設されることが多かった。

副交感性の線維を含む神経と，それに関係する神経節
(2)：顎下神経節

<u>小作人</u>
①

<u>がっかり</u>
②

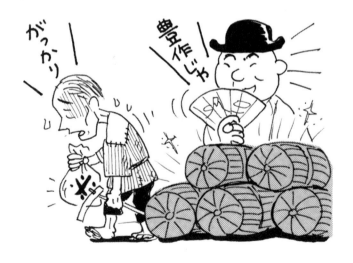

①鼓索神経
→②顎下神経節

- 鼓索神経は，顔面神経（第7脳神経）の枝である。
- 鼓索神経には，舌の前方3分の2の味覚を伝える線維と，顎下腺や舌下腺などの分泌に関与する副交感性の線維が含まれている。
- 鼓索神経は，舌神経（下顎神経の枝）に合流する。
- 鼓索神経に含まれる副交感性の線維は，舌神経に合流した後に，顎下神経節で次のニューロンにバトンタッチする。

小作人（こさくにん）：地主から土地を借り，小作料（第二次世界大戦前は物納が一般的であった）を払って農業を営む人。

［語呂合わせの解説］
今年は数年ぶりの豊作だったが，収穫した作物の大半を地主に持っていかれてしまい，小作人の手元に残ったのは，ほんの少しだけだった。

副交感性の線維を含む神経と，それに関係する神経節

(3)：耳神経節

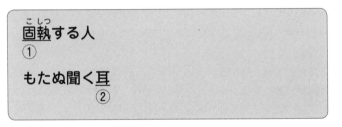

固執する人
①

もたぬ聞く耳
　　　　②

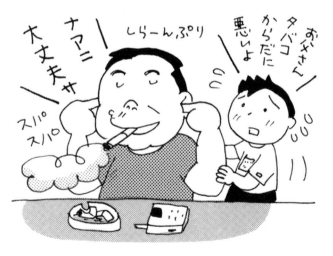

① **鼓室神経**
→② **耳神経節**

- 鼓室神経は舌咽神経(第9脳神経)の枝であり,耳下腺の分泌に関与する副交感性の線維を含んでいる。
- 鼓室神経に含まれる副交感性の線維は,耳神経節で次のニューロンにバトンタッチする。
- 鼓室神経の節後線維は,耳介側頭神経(下顎神経の枝)に合流し,耳下腺に向かう。

固執:「こしゅう」の慣用読み。あくまでも自分の意見を主張して譲らないこと。

[語呂合わせの解説]
物事に固執する人は,他人の意見を聞こうとしない。

交感性の線維と副交感性の線維とを含む神経
(1)：小錐体神経

> 稽古に固執し
> ① ②
>
> 忘れてしまった 小水タイム
> ③

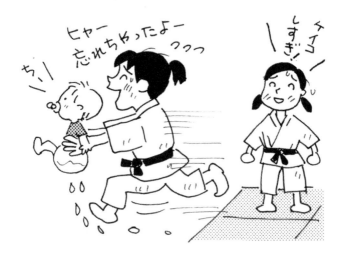

①<u>頸鼓神経</u>，②<u>鼓室神経</u>
→③<u>小錐体神経</u>

- 小錐体神経には，頸鼓神経（内頸動脈神経叢の枝）から来る交感性の線維と，鼓室神経（舌咽神経の枝）から来る副交感性の線維が含まれている。

固執(こしつ)：「こしゅう」の慣用読み。あくまでも自分の意見を主張して譲らないこと。

[語呂合わせの解説]
サワラちゃんは，子育てをしながらオリンピック出場をめざしている武術家である。ある日，彼女は独自の練習方法に固執したために，子供におしっこをさせる時間を忘れてしまった。

交感性の線維と副交感性の線維とを含む神経
(2)：翼突管神経

<u>浸水</u>すれば <u>大衰退</u>
① ②

<u>よく突貫工事</u> してくれた
③

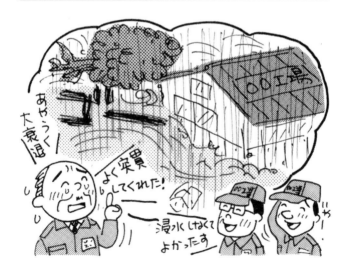

①深錐体神経，②大錐体神経
→③翼突管神経

- 交感性の線維を含む深錐体神経(内頸動脈神経叢の枝)と，副交感性の線維を含む大錐体神経(顔面神経の枝)が合体して，翼突管神経となる。
- 深錐体神経と大錐体神経とが合体した神経は，翼突管(蝶形骨の翼状突起の基部に存在する)を通過することから，翼突管神経と名づけられた。

突貫：一気に仕事を完成させること。

[語呂合わせの解説]
大雨のため，川の水があふれ出した。もし工場に水が入ってきていたら，大切な商品がすべて水に漬かってしまい，わが社はもはや衰退(すいたい)の一途をたどるしかなかったであろう。しかし，深夜にもかかわらず駆けつけてくれた大勢の社員たちが，浸水を防ぐための突貫(とっかん)工事を行ってくれたので，辛(から)くも被害を免れることができた。

第7部 感覚器

皮膚の区分

<u>ひょうひょうと</u>
①

<u>神秘</u>をえがく
②

<u>ピカソ式</u>
③

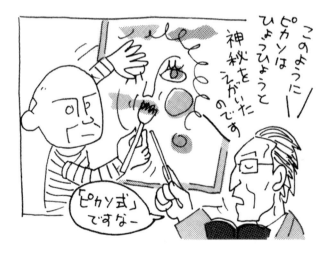

表層から順に

① **表皮**

② **真皮**

③ **皮下組織**(ひか)

- 皮膚は感覚器に分類される。
- 表皮は上皮組織に,真皮と皮下組織は支持組織(結合組織)に分類される。

飄々(ひょうひょう):世俗にこだわらず悠然(ゆうぜん)としている様子。
ピカソ:Pablo Picasso(1881-1973)。スペインで生まれ,フランスで制作活動をした画家,彫刻家。

[語呂合わせの解説]
美術史研究家S氏の談話より:ピカソは女性を神の創造物としてとらえ,世間の評価を気にすることなく,その神秘を独自の技法で描き続けた。やがて,そのようなスタイルは,ピカソ式と呼ばれるようになった。

表皮の区分

隠し続けた タンメンを
① ②

下流と言う局
③ ④

来ていそう
⑤

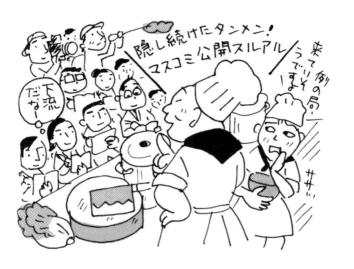

表層から順に
①角質層，②淡明層(たんめい)
③顆粒層，④有棘層(ゆうきょく)
⑤基底層

- 皮膚は，手掌型の皮膚と，それ以外の皮膚とに分類される。前者に分類されるのは，手掌，足底，手の指の手掌面および足の指の足底面を覆う皮膚である。
- 手掌型以外の皮膚では，淡明層は存在しない。

[語呂合わせの解説]
料理人の○○氏は，長年誰にも教えなかったタンメン作りの秘法をマスコミに公開することにした。しかし，大挙して押しかけてきた報道陣のなかには，彼の得意料理を軽視するテレビ局も混じっているようだった。

眼球外膜(線維膜)の区分

<u>戦意</u>の<u>マーク</u>は
①

<u>核</u>をまく
②

<u>凶</u>をまく
③

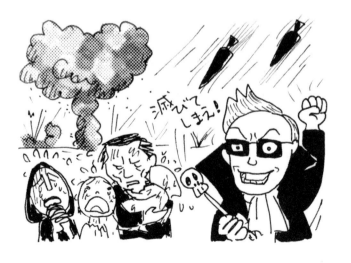

①眼球外膜(眼球線維膜)：
②角膜
③強膜

- 眼球壁は，眼球外膜(線維膜)，眼球中膜(血管膜)および眼球内膜(広義の網膜)で構成されている。

凶：不吉，わざわい。

[語呂合わせの解説]
戦意をむき出しにすると，世界中に核兵器をまき散らし，不幸をまき散らすことになる。

眼球中膜(血管膜)の区分

> 交際で
> ①
>
> もう酔う態度は
> ②
>
> 脈ありか
> ③

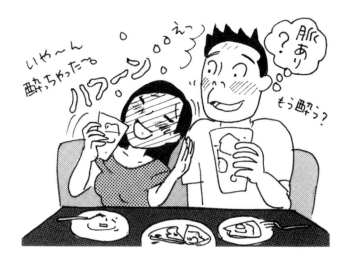

①<u>虹彩</u>
②<u>毛様体</u>
③<u>脈絡膜</u>

- 眼球中膜は，眼球血管膜とも呼ばれる。
- 眼球中膜は血管と色素細胞に富んでいるので，ブドウの皮のように赤黒く見える。そのため，ブドウ膜と呼ばれることもある。

［語呂合わせの解説］
初めてのデートで，仁美はもうすっかり酔ってしまった。私のことを気に入ってくれたのだろうか。

眼球内膜の区分

もう幕に いたしましょうかと
①

申す 支部
② ③

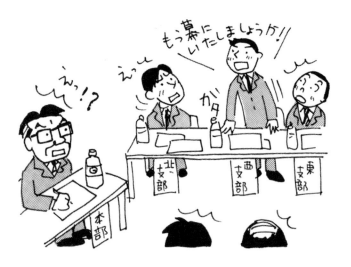

①眼球内膜(広義の網膜)：
②網膜盲部, ③網膜視部

- 広義の網膜から色素上皮層を除いたものが，狭義の網膜である。
- 網膜盲部は，網膜虹彩部と網膜毛様体部の総称である。

[語呂合わせの解説]
本部で行われた会議で，今回の企画の中止を提案した支部があった。

涙の分泌と鼻腔への通路

～涙の物語～

> 先代の店主と 小寒に能へ
> ① ② ③ ④
> 比類ないほど 華美でした
> ⑤ ⑥

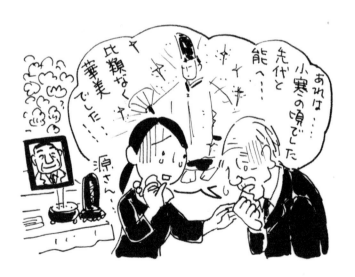

第7部　感覚器　357

①**涙腺**，②**涙点**，③**涙小管**，④**涙嚢**
　（上の列では，すべて「涙～」となっている）
⑤**鼻涙管**（びるいかん），⑥**下鼻道**

- 泣いたときに鼻から出てくる液体は鼻水と呼ばれているが，その中には涙腺の分泌物（涙）も含まれている。

小寒：二十四節季（太陽の黄道（こうどう）上の位置によって，1年を24等分した，その等分点）の一つで，冬至から15日目の日（太陽暦では1月6日ころ）。なお，その日から大寒までの15日間のことも小寒と言う。

［語呂合わせの解説］
「あれは，ちょうど小寒の頃でした。旦那様は，私たち従業員を能楽の公演に連れて行ってくださいました。初めて見た能楽は，ほかに比べるものがないほど華やかで美しゅうございました」。彼は目に涙を浮かべ，鼻水を垂らしながら，今は亡き父との思い出を語ってくれた。

外耳の区分

<u>次回</u>から <u>外字</u>どうかと
① ②

<u>外人</u>さん
③

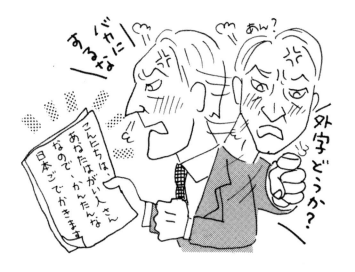

①<u>耳介</u>, ②<u>外耳道</u>
→③<u>外耳</u>

- 平衡聴覚器(平衡覚器・聴覚器)は,外耳,中耳および内耳で構成されている。

外字:常用漢字表にない文字。

[語呂合わせの解説]
日本語が得意なグッドイヤー氏は,平仮名と簡単な漢字とで書かれた手紙を受け取った。プライドを傷つけられた彼は,「次からは,パソコンに登録されていないような難しい漢字を使ってみてはどうか」と差出人に提案した。

中耳の区分

<u>子のマーク</u>,
①

<u>個室</u>にて すごす<u>時間</u>は
② ③

<u>熱中時</u>
④

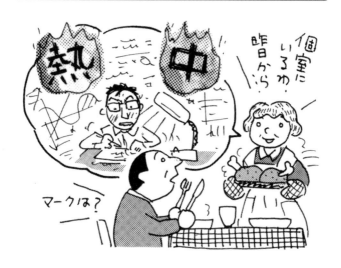

①<u>鼓膜</u>
②<u>鼓室</u>，③<u>耳管</u>
→④<u>中耳</u>

- 外耳道と鼓室との間に存在する鼓膜は，便宜上，中耳に分類されている。
- 鼓膜の振動は，鼓室に存在する耳小骨に伝えられる。

[語呂合わせの解説]
息子のマークは，昨日から自分の部屋に閉じこもり，食事も取っていない。どうやら，また複雑な数学の問題と格闘^{かくとう}しているようだ。

耳小骨

<u>通知</u>で<u>きぬ</u>が
① ②

<u>アブ</u>セント
③

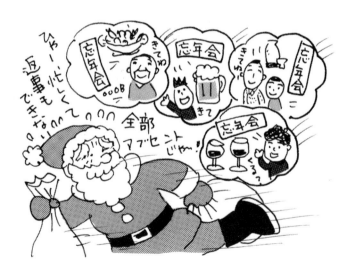

①ツチ骨，②キヌタ骨
③アブミ骨

- 鼓室に存在する耳小骨は，鼓膜から内耳に向かって，ツチ骨，キヌタ骨，アブミ骨の順にくっ付いている。したがって，配列の順序は「付き合い」と覚えよう。
- ツチ骨，キヌタ骨，アブミ骨は，かつて鎚骨，砧骨，鐙骨と表記された。
- 鎚(つち)は，木槌や金槌の槌のこと。
- 砧(きぬた)は，木槌で打って布を柔らかくしたり，つやを出したりするのに用いる木や石の台のこと。
- 鐙(あぶみ)は，鞍の両側につるして，馬に乗る人が足を踏み掛けるもの。

［語呂合わせの解説］
年末になると，あちこちから忘年会の案内状が届く。私は忙しくてついつい返事を出すことを忘れてしまい，結局は欠席してしまう。もっと付き合いを大事にしなくてはいけないのだが。

内耳の区分

前のお庭の カタツムリ
①　　　　②

そこにいるのは 半期間？
　　　　　　　③

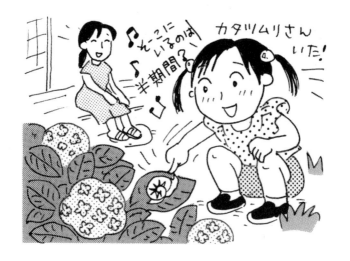

①前庭,　②蝸牛
③半規管

- 蝸牛(かぎゅう)は，カタツムリのこと。
- 半規管における「規」は，「まるい」の意味。したがって，半規管は「半円管」であるとイメージすればよい。
- 英語名のsemicircular canalは，直訳すれば「半輪管」となる。

[語呂合わせの解説]
小学校1年生の女の子の日記より：おうちの前のお庭に，今年もカタツムリがやって来ました。カタツムリさん，そこにいるのは1学期の半分くらいの間ですか。

参考文献

- Clemente, C. D. : Gray's Anatomy. 30th American edition, Lea and Febiger, Philadelphia, 1985
- Federative Committee on Anatomical Terminology : Terminologia Anatomica. Georg Thieme Verlag, Stuttgart, 1998
- Hyrtl, J. : Onomatologia Anatomica, Wilhelm Braumüller. Wien, 1880
- International Anatomical Nomenclature Committee : Nomina Anatomica. Excerpta Medica, Amsterdam, 1966
- Paul de Terra : Vademecum Anatomicum. Verlag von Gustav Fischer, Jena, 1913
- Sicher, H. : Oral Anatomy. 3rd edition, The C. V. Mosby Company, St. Louis, 1960
- Skinner, H. A. : The Origin of Medical Terms. The Williams & Wilkins Company, Baltimore, 1949
- Stieve, H. : Nomina Anatomica. Verlag von Gustav Fischer, Jena, 1936
- 小川鼎三, 森　於菟(原著), 森　富, 大内　弘(改訂):解剖学. 第11版, 第1巻(総説・骨学・靭帯学・筋学), 金原出版, 1982
- 小川鼎三(原著), 山田英智, 養老孟司(改訂):解剖学. 第11版, 第3巻(感覚器学・内臓学), 金原出版, 1982
- 河西達夫:解剖学実習アトラス. 南江堂, 1993
- 金子丑之助:日本人体解剖学. 第12版, 第1巻(骨学・靭帯学・筋学), 南山堂, 1968

- 金子丑之助：日本人体解剖学. 第18版, 第3巻(脈管系・神経系), 南山堂, 1982
- 上條雍彦：口腔解剖学. 第2巻(筋学), アナトーム社, 1966
- 上條雍彦：口腔解剖学. 第3巻(脈管学), アナトーム社, 1966
- 上條雍彦：口腔解剖学. 第4巻(神経学), アナトーム社, 1967
- 佐藤達夫, 坂本裕和：リハビリテーション解剖アトラス. 医歯薬出版, 2006
- 佐藤達夫(監修), 堀口正治, 木田雅彦, 児玉公道(編集)：末梢神経解剖学－基礎と発展－. サイエンス・コミュニケーションズ・インターナショナル, 1995
- 鹿野俊一：骨学ラテン語辞典. 医歯薬出版, 1995
- 瀬戸口孝夫：組織学実習. 南山堂, 1979
- 寺田春水, 藤田恒夫：解剖実習の手びき. 第8版, 南山堂, 1978
- 西　成甫(監修), 藤田恒太郎, 平光吾一, 和佐野武雄(著)：人体解剖図譜. 第2版, 第2巻(頭部・感覚器), 金原出版, 1965
- 日本解剖学会(編集)：解剖学用語. 第3版, 丸善, 1954
- 日本解剖学会(編集)：解剖学用語. 第12版, 丸善, 1987
- 日本解剖学会(監修), 解剖学用語委員会(編集)：解剖学用語. 第13版, 医学書院, 2007
- 平沢　興(原著), 岡本道雄(改訂)：解剖学. 第11版, 第2巻(脈管学・神経学), 金原出版, 1982
- 藤田恒太郎：生体観察. 南山堂, 1950
- 藤田恒太郎：人体解剖学. 第26版, 南江堂, 1978
- 藤田尚男, 藤田恒夫：標準組織学 総論. 第4版, 医学書院, 2002
- 藤田尚男, 藤田恒夫：標準組織学 各論. 第4版, 医学書院, 2010
- 吉岡修一郎, 粟屋和彦：解剖学用語とその解説. 医学書院, 1969

索引

【アルファベット】
DNA 18
RNA 20

【あ】
アウエルバッハの神経叢 194, 195
アデニン 19, 21
アブミ骨 363
アブミ骨筋神経 311
足の伸筋群 152

【い】
胃十二指腸動脈 261
移行上皮 25
咽頭扁桃 183
陰核背神経 331
陰茎背神経 331
陰部神経 329, 330
陰部大腿神経 327

【う】
ウラシル 21
右胃動脈 261
右葉（肝臓の） 197
烏口腕筋 113

【え】
S状結腸 187
会陰神経 331
腋窩神経 323
腋窩動脈 250
円回内筋 117
延髄 283
遠位列（手根骨の） 45
遠位列（足根骨の） 46, 47
塩基 18, 20

【お】
オトガイ横筋 91
オトガイ下動脈 235
オトガイ筋 91
オトガイ舌骨筋 95
横隔胸膜 203
横隔神経 319
横隔膜 103
横行結腸 187
横足根関節 56, 57
横突間筋 71
横突棘筋 71, 74
温度覚 294, 295

【か】
下横隔動脈 255

索引 369

下顎縁枝（顔面神経の） 315
下顎骨 35, 165
下顎枝部（顎動脈の） 238
下顎神経 297, 304, 306, 308
下甲状腺動脈 249
下行結腸 187
下行口蓋動脈 243
下行膝動脈 269
下後鋸筋 69
下歯槽神経 307
下歯槽動脈 239
下唇下制筋 91
下唇動脈 237
下垂体 213
下双子筋 135
下腿三頭筋 149, 150, 151
下腿の屈筋群 148
下腿の伸筋群 144, 146
下腸間膜静脈 271
下腸間膜動脈 257
下直腸神経 331
下殿神経 329
下殿動脈 263
下頭斜筋 77, 161
下鼻甲介 35
下鼻道 357
下腹壁動脈 267

下膀胱動脈 265
仮肋 43
蝸牛 365
顆粒層 349
顆粒白血球 220, 221
鵞足 142, 143
回外筋 123
回旋筋 75
回旋筋群（外寛骨筋の） 134
回旋枝（左冠状動脈の） 225
回腸 185
外陰部動脈 269
外寛骨筋 132, 134
外頸動脈 230
外耳 358, 359
外耳道 359
外側腋窩隙 170, 171
外側胸筋神経 321
外側胸動脈 251
外側頸筋 93
外側楔状骨 47, 49
外側広筋 137
外側仙骨動脈 263
外側大腿皮神経 327
外側頭直筋 101
外側翼突筋 79
外側翼突筋神経 305

外側列（足根骨の） 48, 49
外腸骨動脈 266
外転神経 299
外腹斜筋 109, 163
外閉鎖筋 141
外肋間筋 107
角質層 349
角膜 351
顎下三角 164, 165
顎下神経節 336, 337
顎下腺 179
顎舌骨筋 95, 309
顎動脈 231, 238, 240, 242
顎二腹筋 95, 165
顎二腹筋の後腹 165, 167
顎二腹筋の前腹 165, 309
滑車神経 297
肝臓 196, 197
冠状動脈 227
冠状縫合 53
間脳 283
間膜ヒモ 191
眼窩 36, 37
眼窩下神経 303
眼窩下動脈 243
眼角動脈 237
眼球外膜 350, 351

眼球血管膜 352
眼球線維膜 351
眼球中膜 352
眼球内膜 354, 355
眼神経 297, 300
眼輪筋 87
顔面横動脈 245
顔面神経 299, 310, 312, 314, 333
顔面神経管 310
顔面動脈 231, 234, 236

【き】
キヌタ骨 363
気管支動脈 253
奇静脈 272, 273
基底層 349
弓状線 51
球状核 289
球状帯（副腎皮質の） 215
嗅神経 297
距骨 47, 49
鋸状縫合 52
胸横筋 107
胸郭 31, 40
胸肩峰動脈 251
胸骨 41

胸骨甲状筋　97
胸骨舌骨筋　97
胸鎖乳突筋　167
胸神経　324
胸神経の前枝　324, 325
胸大動脈　252
胸椎　41
胸背神経　321
胸部の筋　63, 102
橋　283
強膜　351
頬筋　91
頬筋枝(顔面神経の)　315
頬骨　35, 37
頬骨眼窩動脈　245
頬骨枝(顔面神経の)　315
頬骨神経　303
頬骨突起(上顎骨の)　39
頬神経　307
頬腺　181
頬動脈　241
棘下筋　111
棘間筋　71
棘筋　73
棘上筋　111
近位列(手根骨の)　45
近位列(足根骨の)　46, 47

筋間神経叢　195
筋組織　23
筋層間神経叢　195
筋皮神経　323

【く】
グアニン　19, 21
空腸　185

【け】
茎突舌骨筋　95
茎乳突乳　312
頸横神経　319
頸横動脈　249
頸鼓神経　341
頸枝(顔面神経の)　315
頸神経叢　318
頸神経叢の枝　318
頸神経ワナ　319
頸長筋　101
頸動脈三角　166, 167
頸部の筋　63, 92, 93
血液　218
血小板　219
結合組織　23
結腸　186, 188
結腸半月ヒダ　189

結腸ヒモ 189, 190
結腸膨起 189
楔状軟骨 201
月状骨 45
肩甲下筋 111
肩甲下神経 321
肩甲下動脈 251
肩甲挙筋 67
肩甲上神経 321
肩甲上動脈 249
肩甲舌骨筋 97, 167
肩甲舌骨筋の上腹 167
肩甲背神経 321

【こ】
固有肝動脈 261
固有背筋 69, 70
鼓索神経 311, 337
鼓室 361
鼓室神経 339, 341
鼓膜 361
鼓膜張筋 309
口蓋骨 35, 37
口蓋腺 181
口蓋突起（上顎骨の） 39
口蓋帆張筋 309
口蓋扁桃 183

口角下制筋 91
口角挙筋 91
口唇腺 181
口輪筋 91
広背筋 67, 163
甲状頸動脈 247, 248
甲状舌骨筋 97
甲状腺 213
甲状軟骨 201
交感性の線維 340, 342
好塩基球 221
好酸球 221
好中球 221
岬角 51
虹彩 353
咬筋 79
咬筋神経 305
咬筋動脈 241
後角 295
後脛骨筋 149
後頸筋 93
後枝（頸神経の） 316
後耳介筋 85
後耳介神経 313
後耳介動脈 231
後斜角筋 99
後上歯槽動脈 243

索引 373

後上腕回旋動脈 251
後正中溝 293
後大腿皮神経 329
後頭下筋 71, 76
後頭下三角 160, 161
後頭下神経 317
後頭筋 83
後頭骨 33
後頭前頭筋 83
後頭動脈 231
後腹(顎二腹筋の) 165, 167
喉頭 200
喉頭蓋軟骨 201

【さ】
左胃動脈 259
左葉(肝臓の) 197
鎖骨下筋 105
鎖骨下筋神経 321
鎖骨下動脈 246
鎖骨下部(腕神経叢の) 322
鎖骨上神経 319
鎖骨上部(腕神経叢の) 320
坐骨神経 329
最上胸動脈 251
最長筋 73
最内肋間筋 107

臍動脈 265
三角筋 111
三角骨 45
三叉神経 297

【し】
シトシン 19, 21
ショパール関節 57
子宮 211
子宮動脈 265
四丘体(中脳の) 285
支持組織 23
矢状縫合 53
矢状面 27
糸球体(腎臓の) 207
糸状乳頭 177
刺激伝導系 222
視床 295
視神経 297
歯状核 289
歯槽突起(上顎骨の) 39
篩骨 33, 37
篩骨洞 199
示指伸筋 123
自由ヒモ 191
耳下腺 179
耳下腺枝(浅側頭動脈の) 245

耳下腺神経叢(顔面神経の) 314
耳介 359
耳介側頭神経 307
耳管 361
耳管扁桃 183
耳小骨 362
耳神経節 338, 339
茸状乳頭 177
室間孔 291
室頂核 289
膝窩筋 149
膝関節筋 137
斜角筋群 98
尺骨神経 323
尺側手根屈筋 117
尺側手根伸筋 121
手根骨 44
舟状骨(足の) 47, 49
舟状骨(手の) 45
終脳 277
十二指腸 185
重層上皮 25
縦隔胸膜 203
女性の生殖器 210
鋤骨 35
小円筋 111, 171
小角軟骨 201

小胸筋 105
小頬骨筋 91
小後頭神経 319
小後頭直筋 77
小指外転筋(足の) 157
小指外転筋(手の) 127
小指球筋(足の) 156
小指球筋(手の) 126
小指伸筋 121
小指対立筋(足の) 157
小指対立筋(手の) 127
小錐体神経 340, 341
小唾液腺 180
小腸 184
小殿筋 133
小脳 277, 286, 287
小脳核 288
小脳半球 287
小腰筋 131
小菱形筋 67
小菱形骨 45
松果体 213
笑筋 91
掌側骨間筋 129
踵骨 47, 49
上横隔動脈 253
上顎骨 35, 37, 38

上顎神経　297, 302
上顎洞　199
上甲状腺動脈　231
上行咽頭動脈　231
上行頸動脈　249
上行結腸　187
上行口蓋動脈　235
上行大動脈　226, 227
上後鋸筋　69
上肢帯の筋　110
上耳介筋　85
上唇挙筋　91
上唇動脈　237
上唇鼻翼挙筋　91
上双子筋　135
上腸間膜静脈　271
上腸間膜動脈　257
上殿神経　329
上殿動脈　263
上頭斜筋　77, 161
上橈尺関節　55
上皮　24
上皮小体　213
上皮組織　23
上腹（肩甲舌骨筋の）　167
上腕の屈筋群　112
上腕の伸筋群　114

上腕筋　113
上腕骨　171
上腕三頭筋　115
上腕三頭筋の長頭　171
上腕二頭筋　113
食道動脈　253
心臓　222
神経細胞体　294
神経組織　23
真皮　347
真肋　43
深胸筋　103, 106
深指屈筋　119
深耳介動脈　239
深錐体神経　343
深側頭神経　305
深側頭動脈　241
深腸骨回旋動脈　267
深背筋　65, 68, 69
腎小体　207
腎臓　205
腎動脈　257

【す】

スプリング靭帯　59
水平面　27
錐体筋　109

皺眉筋　87

【せ】
正中神経　323
正中仙骨動脈　255
生殖器(女性の)　210
生殖器(男性の)　208
精管　209
精管動脈　265
精巣　209
精巣上体　209
精巣動脈　257
精嚢　209
赤血球　219
脊髄　292, 293
脊髄神経節　295
脊柱　31
脊柱起立筋　71, 72
舌咽神経　299, 333
舌下神経　299
舌下腺　179
舌下動脈　233
舌骨　35
舌骨上枝(舌動脈の)　233
舌骨下筋群　96
舌骨上筋群　94
舌神経　307

舌深動脈　233
舌腺　181
舌動脈　231, 232
舌背枝(舌動脈の)　233
舌乳頭　176
舌扁桃　183
仙骨神経叢　328
仙骨神経叢の枝　328
浅胸筋　103, 104
浅頸筋　93
浅指屈筋　117
浅側頭動脈　231, 244
浅腸骨回旋動脈　269
浅背筋　65, 66
浅腹壁動脈　269
栓状核　289
腺枝(顔面動脈の)　235
線維膜(眼球の)　350
線条体　280, 281
前鋸筋　105
前脛骨筋　145
前頸筋　93
前鼓室動脈　239
前枝(胸神経の)　324
前耳介枝(浅側頭動脈の)　245
前耳介枝　85
前室間枝(左冠状動脈の)　225

前斜角筋 99
前障 279
前上腕回旋動脈 251
前正中裂 293
前庭 365
前頭筋 83
前頭骨 33, 37
前頭枝(浅側頭動脈の) 245
前頭神経 301
前頭直筋 101
前頭洞 199
前頭突起(上顎骨の) 39
前頭面 27
前腹(顎二腹筋の) 165, 309
前立腺 209
前腕の屈筋群 116, 118
前腕の伸筋群 120, 122

【そ】
鼠径靭帯 169
咀嚼筋 78
組織の分類 22
僧帽筋 67
総肝動脈 259, 260
総指伸筋 121
臓側枝(内腸骨動脈の) 264
臓側枝(腹大動脈の) 256

足根骨 46, 48
足底筋 149
足底方形筋 159
束状帯(副腎皮質の) 215
側頭筋 79
側頭骨 33
側頭枝(顔面神経の) 315
側頭頭頂筋 83
側脳室 291

【た】
多列上皮 25
多裂筋 75
体幹の筋 62
体幹の骨 30
大円筋 111, 171
大胸筋 105
大頬骨筋 91
大後頭神経 317
大後頭直筋 77, 161
大耳介神経 319
大錐体神経 311, 335, 343
大唾液腺 178
大腿筋膜張筋 133
大腿三角 168, 169
大腿四頭筋 137
大腿神経 327

大腿深動脈 269
大腿直筋 137
大腿動脈 268
大腿二頭筋 139
大腿の屈筋群 138
大腿の伸筋群 136
大腿の内転筋群 140
大腿方形筋 135
大殿筋 133
大動脈弓 228
大内転筋 141
大脳基底核 278
大脳脚(中脳の) 285
大脳半球 277
大網ヒモ 191
大腰筋 131
大菱形筋 67
大菱形骨 45
第三後頭神経 317
第三脳室 291
第三腓骨筋 145
第四脳室 291
単層上皮 25
淡蒼球 279
淡明層 349
短指伸筋 153
短指屈筋 159

短小指屈筋(足の) 157
短小指屈筋(手の) 127
短掌筋 127
短橈側手根伸筋 121
短内転筋 141
短腓骨筋 147
短母指外転筋 125
短母指屈筋(足の) 155
短母指屈筋(手の) 125
短母指伸筋(足の) 153
短母指伸筋(前腕の) 123
男性の生殖器 208

【ち】
チミン 19
恥骨筋 141
恥骨結合 51
恥骨櫛 51
腟 211
中間楔状骨 47, 49
中間広筋 137
中硬膜動脈 239
中耳 360, 361
中斜角筋 99
中手筋 128
中心管 291
中足筋 158

索引 379

中側頭動脈 245
中直腸動脈 265
中殿筋 133
中脳 283, 284
中脳蓋 285
中脳水道 291
中副腎動脈 257
虫部(小脳の) 287
虫様筋(足の) 159
虫様筋(手の) 129
肘関節 54
肘筋 115
長胸神経 321
長指屈筋 149
長指伸筋 145
長掌筋 117
長頭(上腕三頭筋の) 171
長橈側手根伸筋 121
長内転筋 141, 169
長腓骨筋 147
長母指外転筋 123
長母指屈筋(下腿の) 149
長母指屈筋(前腕の) 119
長母指伸筋(下腿の) 145
長母指伸筋(前腕の) 123
腸骨下腹神経 327
腸骨筋 131

腸骨鼡径神経 327
腸骨稜 163
腸腰筋 131
腸腰動脈 263
腸肋筋 73
蝶形骨 33, 37
蝶形骨洞 199
蝶口蓋動脈 243

【つ】

ツチ骨 363
椎骨動脈 247
椎前筋群 100
痛覚 294, 295

【て】

底側骨間筋 159
底側踵舟靱帯 58, 59
伝導路 294
殿筋群(外寛骨筋の) 132

【と】

豆状骨 45
頭蓋 31, 32, 34
頭蓋腔 32, 34
頭蓋表筋 81, 82
頭長筋 101

頭頂骨 33
頭頂枝(浅側頭動脈の) 245
頭部の筋 63
橈骨神経 323
橈側手根屈筋 117
洞房結節 223
動眼神経 297, 333

【な】
内陰部動脈 265
内寛骨筋 130
内胸動脈 247
内耳 364
内耳神経 299
内側胸筋神経 321
内側楔状骨 47, 49
内側広筋 137
内側上腕皮神経 323
内側前腕皮神経 323
内側翼突筋 79
内側翼突筋神経 305
内側列(足根骨の) 48, 49
内腸骨動脈 262, 264
内腹斜筋 109
内分泌腺 212
内閉鎖筋 135
内肋間筋 107

【に】
二腹筋枝(顔面神経の) 313
尿管 205
尿道 205
尿道球腺 209
尿路 204

【ね】
粘膜 174
粘膜下神経叢 193
粘膜下層 175
粘膜固有層 175
粘膜上皮 175

【の】
脳 276
脳幹 277, 282
脳室系 290
脳神経 296, 298, 332

【は】
背側骨間筋(足の) 159
背側骨間筋(手の) 129
背部の筋 63, 64
薄筋 141, 143
白血球 219
半奇静脈 272

半規管　365
半棘筋　75
半腱様筋　139, 143
半膜様筋　139
板状筋　71

【ひ】

ヒラメ筋　149, 151
皮下組織　347
皮膚　346
披裂軟骨　201
被蓋（中脳の）　285
被殻　279, 281
腓骨筋群　146
腓腹筋　149, 151
脾静脈　271
脾動脈　259
尾状核　279, 281
尾状葉（肝臓の）　197
眉毛下制筋　87
鼻筋　89
鼻骨　35
鼻根筋　87
鼻中隔下制筋　89
鼻部の筋　88
鼻毛様体神経　301
鼻涙管　357

左胃動脈　259
左冠状動脈　224, 225
左鎖骨下動脈　229
左総頸動脈　229
表情筋　80
表皮　347, 348

【ふ】

プルキンエ線維　223
浮遊肋　43
副交感性の神経節　334, 336, 338
副交感性の線維　332, 334, 336, 338, 340, 342
副神経　299
副腎　213
副腎皮質　214
副鼻腔　198, 199
腹横筋　109
腹腔動脈　257, 258
腹大動脈　254, 256
腹直筋　109
腹部の筋　63, 108
腹膜垂　189
分界線　50, 51

【へ】

閉鎖神経　327

閉鎖動脈　263
壁側胸膜　202
壁側枝(内腸骨動脈の)　262
壁側枝(腹大動脈の)　254
扁桃枝(顔面動脈の)　235

【ほ】
ボウマン嚢　207
母指外転筋　155
母指球筋(足の)　154
母指球筋(手の)　124
母指対立筋　125
母指内転筋(足の)　155
母指内転筋(手の)　125
方形回内筋　119
方形葉(肝臓の)　197
縫工筋　137, 143, 169
縫合　52, 53
房室結節　223
房室束　223
膀胱　205

【ま】
マイスネルの神経叢　192, 193
マルピギー小体　206, 207

【み】
右胃動脈　261
脈絡膜　353

【め】
迷走神経　299, 333

【も】
毛様体　353
網状帯(副腎皮質の)　215
網膜　355
網膜視部　355
網膜盲部　355
門脈　270

【ゆ】
有郭乳頭　177
有棘層　349
有鈎骨　45
有頭骨　45

【よ】
葉状乳頭　177
腰三角　162, 163
腰神経叢　326
腰神経叢の枝　326
腰動脈　255

腰方形筋 109
翼口蓋神経 303
翼口蓋神経節 334, 335
翼口蓋部（顎動脈の） 242
翼突管神経 342, 343
翼突管動脈 243
翼突筋枝（顎動脈の） 241
翼突筋部（顎動脈の） 240

【ら】

ラムダ縫合 53
卵管 211
卵巣 211
卵巣動脈 257

【り】

梨状筋 135
立方骨 47, 49
菱形筋 67
輪状軟骨 201

【る】

涙骨 35, 37
涙小管 357
涙腺 357
涙腺神経 301
涙点 357

涙嚢 357

【れ】

レンズ核 279

【ろ】

肋下筋 107
肋下動脈 253
肋間神経 325
肋間動脈 253
肋頸動脈 247
肋骨 41, 42
肋骨挙筋 107
肋骨胸膜 203

【わ】

ワルダイエルの咽頭輪 182, 183
腕尺関節 55
腕神経叢 320, 322
腕神経叢の枝 320, 322
腕頭動脈 229
腕橈関節 55
腕橈骨筋 121

著者
鹿野 俊一 (しかの しゅんいち) 博士(学術)

[略歴]
1976年　東京教育大学体育学部健康教育学科卒業
1978年　筑波大学大学院体育研究科修了
1978年　東京医科歯科大学歯学部口腔解剖学第1講座助手
2007年　東京医科歯科大学大学院顎顔面解剖学分野助教

[主な非常勤講師]
順天堂大学体育学部　1984年～1988年
日本柔道整復専門学校(学校法人花田学園)　2002年～
日本鍼灸理療専門学校(学校法人花田学園)　2002年～

[主要著書]
骨学ラテン語辞典　医歯薬出版　1995年

阿波清五郎の解剖学語呂合わせ

2015年8月8日　初版第1刷発行	著 者	鹿 野 俊 一
2017年11月3日　第2版第1刷発行		
検印省略	発行者	柴 山 斐 呂 子

〒102-0082　東京都千代田区一番町27-2
電話03(3230)0221(代表)
発行所　理工図書株式会社　　FAX03(3262)8247
振替口座　00180-3-36087番
http://www.rikohtosho.co.jp

ⓒ2015　鹿野俊一
Printed in Japan　ISBN978-4-8446-0835-6
印刷・製本：藤原印刷株式会社

＊本書の内容の一部あるいは全部を無断で複写複製（コピー）することは，法律で認められた場合を除き著作者および出版社の権利の侵害となりますのでその場合には予め小社まで許諾を求めて下さい。
＊本書のコピー，スキャン，デジタル化等の無断複製は著作権法上の例外を除き禁じられています。本書を代行業者等の第三者に依頼してスキャンやデジタル化することは，たとえ個人や家庭内の利用でも著作権法違反です。

★自然科学書協会会員★工学書協会会員★土木・建築書協会会員